厨房里的中草药

周志平

- 著 -

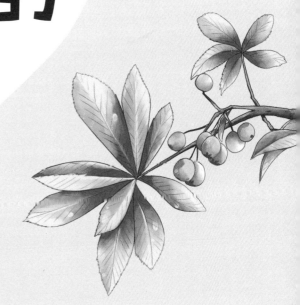

中国妇女出版社

图书在版编目（CIP）数据

厨房里的中草药 / 周志平著. —— 北京 ：中国妇女
出版社，2022.8
（神奇的中草药）
ISBN 978-7-5127-1785-5

Ⅰ．①厨… Ⅱ．①周… Ⅲ．①中草药－青少年读物
Ⅳ．①R28-49

中国版本图书馆CIP数据核字（2022）第121014号

特约策划：华文未来
选题策划：朱丽丽
责任编辑：朱丽丽
封面设计：静　颐
插图绘制：明天教室－李虹　乔清
责任印制：李志国

出版发行：中国妇女出版社
地　　址：北京市东城区史家胡同甲24号　　邮政编码：100010
电　　话：（010）65133160（发行部）　　65133161（邮购）
邮　　箱：zgfncbs@womenbooks.cn
法律顾问：北京市道可特律师事务所
经　　销：各地新华书店
印　　刷：北京中科印刷有限公司

开　　本：185mm×235mm　1/12
印　　张：11
字　　数：80千字
版　　次：2022年8月第1版　　2022年8月第1次印刷
定　　价：39.80元

如有印装错误，请与发行部联系

推荐序

  中医药是我国传统文化中极具生命力的宝藏，其哲学体系、思维模式、价值观念与中华优秀传统文化一脉相承，但其理论古朴深奥，文字记载晦涩难懂，对于没有接受过系统学习的少年儿童来说，往往觉得神秘。

  在中医药传承与创新与国家发展同频共振的背景下，提高少年儿童对于中医药的认知度，是中医药事业发展的当务之急和长远之计。如何让少年儿童轻松地了解中医药，激发喜爱中医药的热情，在他们心中播下中医药文化的种子，让未来有更多的"屠呦呦"涌现，是我作为医药科研工作者，在参与科普工作中一直探索的方向。

  有了解才可能产生兴趣，有了兴趣才可能促进更好的认知。

周志平先生在这套"神奇的中草药"系列丛书中，无疑是给出了很好的案例。神奇的中医药，并不神秘，治病救人的原料就在厨房里，在家门外，在身边的花草瓜果中，在传奇的故事中。这样的整合，拉近了中医药与人们的距离，原来天然的中草药就在我们的身边！还有哪些植物也是中药？有没有还未被人类发现可以入药的植物？……等待孩子们继续去思考和发现。

　　书中每一味中药都有一个生动的故事，再由故事链接出经典的中医药基础知识。读者在轻松地读完一个故事后能就了解一味中药，这比枯燥的讲授知识显然更有效。本系列书不仅适合少年儿童独立阅读，也适合家人陪伴阅读，故乐为之序。

中国医学科学院药用植物研究所副研究员

王秋玲

前　言

　　中医药文化是中华民族几千年的探索经验总结，是中国传统文化的重要组成部分。习近平总书记指出："中医药学是中国古代科学的瑰宝，也是打开中华文明宝库的钥匙。当前，中医药振兴发展迎来天时、地利、人和的大好时机，希望广大中医药工作者增强民族自信，勇攀医学高峰，深入发掘中医药宝库中的精华，充分发挥中医药的独特优势，推进中医药现代化，推动中医药走向世界，切实把中医药这一祖先留给我们的宝贵财富继承好、发展好、利用好，在建设健康中国、实现中国梦的伟大征程中谱写新的篇章。"

这套"神奇的中草药"系列，以一个个中草药故事为主体，在保证专业性和准确性的前提下，将中草药的特征、药理药效，以及用药禁忌融入故事中，为青少年读者揭开中医药的神秘面纱。有的故事中还设置了"知识小链接"，可以让青少年读者在阅读中了解历代中医典籍及中医药最基础的知识，欣赏名医风采，帮助青少年读者更多、更快地了解祖国医学及相关知识。

　　用中医药文化浸润青少年的心灵，中医药的传承才会有鲜活的生命力，才会让古老的中华文化瑰宝得以传承和发展。希望这套书能增进青少年对中医药文化的认同和了解，增强民族自信心和自豪感，帮助青少年读者养成健康的生活理念和生活方式，做一个中医药文化的小小传承人。

　　（特别提示：本书不是中医药的用药指导书，具体用药请结合临床，以医生面诊指导为准。）

目录

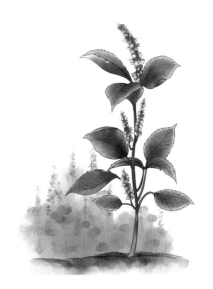

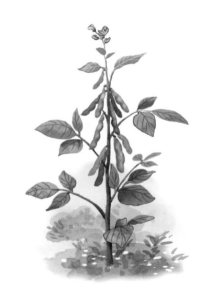

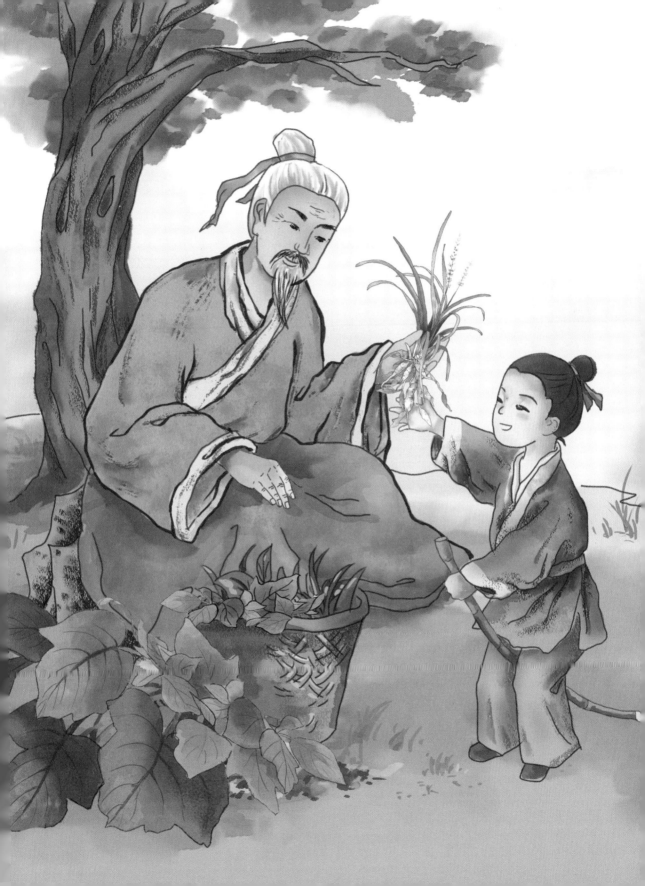

生姜：
防晕止吐的调味料

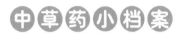

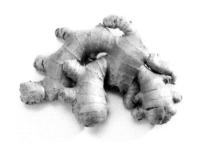

生姜的入药部位为姜科植物姜的新鲜根茎，气味芳香，味辛辣，用时切厚片。生姜有解表散寒、温中止呕、化痰止咳、解鱼蟹毒的功效。现代药理研究认为，生姜能促进消化液分泌、保护胃黏膜、保肝、利胆、抗炎、解热、抗菌、止吐等作用。

食姜在我国历史悠久，不管是烹炒、凉拌，还是炖汤，总能看到生姜的身影，它是我们再熟悉不过的调味品。

在菜肴中放入生姜可去腥，使菜肴更加鲜美可口，而且生姜能刺激唾液、胃液分泌，从而改善食欲。因此，有谚语云：饭不香，吃生姜。

生姜不仅是厨房中经常用到的调味料，还是一种常用的中药材，有防治疾病的作用。民间还有这样一句俗语：冬吃萝卜，夏吃姜。天气炎热时，吃一点生姜，对身体大有益处。

生姜能促进血液循环，协助人体排汗降温，防止中暑。如果在夏日着凉了，可以喝一点姜汤，能散寒；夏日做海鲜时放一点生姜，能解鱼蟹之毒。

除此之外，生姜还是名副其实的"止吐神器"。吃一点生姜，能防晕止吐，它是天然的防晕车药。

生姜的炮制方法不同，功效也有所差别：煨姜①用于温中止呕及腹痛泄泻；生姜皮用于水肿、小便不利；生姜汁功效与生姜大致相同，但偏重开痰止呕。

关于生姜，有这样一个故事。

唐朝时，有一个叫行端的僧人，有一天上山挖野菜，晚上回

---

① 中药名，是姜的一种炮制加工品。先将生姜洗净后，用草纸包裹，放在清水中浸湿，直接放在火中煨，待草纸焦黑，姜熟为度；或直接放火中烤熟。

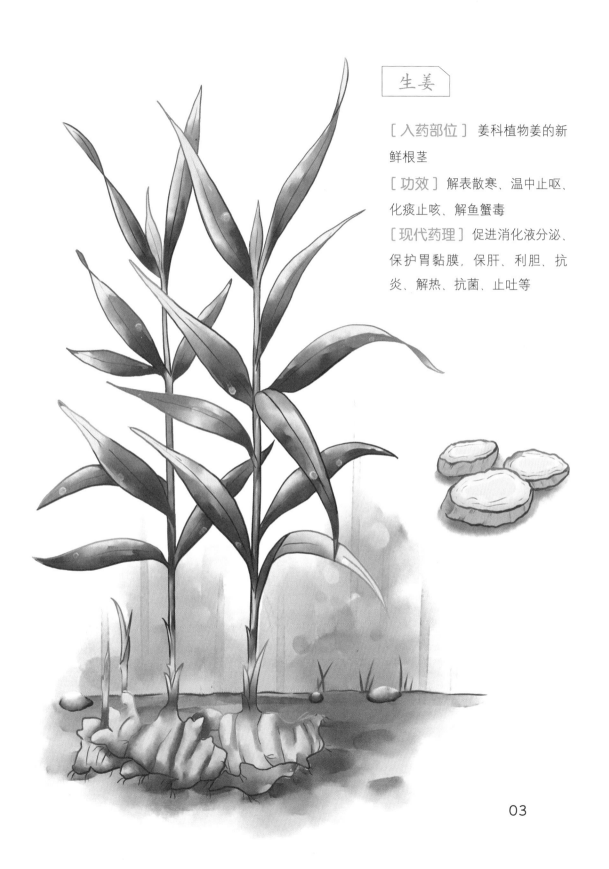

生姜

［入药部位］ 姜科植物姜的新鲜根茎

［功效］ 解表散寒、温中止呕、化痰止咳、解鱼蟹毒

［现代药理］ 促进消化液分泌、保护胃黏膜，保肝、利胆、抗炎、解热、抗菌、止吐等

寺仿佛变了一个人。只见他声音嘶哑，口舌肿胀疼痛，还直流口水。众僧人连忙问他发生了什么，行端一会儿指着自己的嘴，一会儿指着胸口，呜呜啊啊，说不出一句话来。

寺里的僧人议论纷纷，有的人说行端是被山上的妖精给迷住了，所以总流口水；也有的人说行端让妖魔上了身，所以老指着胸口；还有的人说行端可能在山上看到了不该看的东西，被人下药将他弄哑了……总之，各种说法都有，把寺里的僧人吓得都不敢上山了。

方丈知道后，决定带领众僧在佛前做个道场，请佛祖为行端驱除妖魔，但做完后行端依然不能说话。

这时，寺里一位略通医术的僧人对方丈说，行端师父可能是中毒了，不如去城里请位医术高超的郎中来看看，或许能有解救的办法。方丈听了犹豫了一会儿，点点头，答应了。

郎中给行端诊治后，又详细询问了寺中人他得病的经过，思索片刻后对身边的僧人说："师父，请带我到厨房去看一看。"

众僧人面面相觑，不知道郎中要到厨房去干什么。

郎中在厨房中拿起几块生姜说："用它即可治好行端师父。"

众僧人一看，这不是寻常的生姜吗？用它能治病？大家心里都很疑惑。

郎中信心满满地说："师父们放心，将生姜煎水让行端师父服用，三到五日定可痊愈。"

僧人们见郎中一副胸有成竹的样子，便信了他。僧人按照郎中的法子，给行端煎生姜水喝。果不出三日，行端口舌不再肿胀疼痛，也不再流口水，恶心的症状也消失了，而且呼吸顺畅，居然能说出话了，寺中众僧个个惊讶不已。

那名懂点医术的僧人专门去找郎中，问这其中的缘故。郎中说："行端师父是误食了山中的半夏才中了毒，厨房里的生姜正好能解半夏之毒。"

僧人这才恍然大悟。

中药的七情配伍中有："生姜杀半夏。"意思是说，生姜可以解除或大为减轻半夏的毒性。郎中就是用此法治好了行端师父。

七情配伍 中药学术语。又称配伍七情、药物七情。七情配伍高度概括了中药临床应用的七种基本规律，是中医遣药组方的基础，包括单行、相须、相使、相畏、相杀、相恶、相反。

"生姜杀半夏"属于七情中的相杀，即一种药物能消除另一种药物的毒性反应。

大蒜：

杀菌的调味料

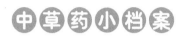
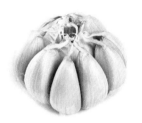

大蒜的入药部位为百合科葱属植物大蒜的鳞茎，味辛辣，具刺激性，多为生用。

大蒜具有解毒消肿、杀虫、止痢的功效。现代药理研究认为，大蒜有较强的广谱抗菌、抗炎、抗氧化、延缓衰老、降血压、降血糖、护肝等作用。

大家对大蒜肯定不陌生，大蒜长得白白胖胖的，是厨房中常用的调味品。大蒜可生吃，也可用于炒菜，深受人们的喜欢。

大蒜有很好的抗菌、消毒和驱走肠寄生虫的作用。它能为我们的身体构筑一道健康的防护屏障，有效地保护人体免受病毒、

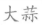

大蒜

［入药部位］百合科葱属植物大蒜的鳞茎

［功效］解毒消肿、杀虫、止痢

［现代药理］有较强的广谱抗菌、抗炎、抗氧化、延缓衰老、降血压、降血糖、护肝等作用

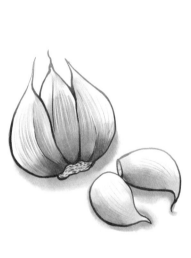

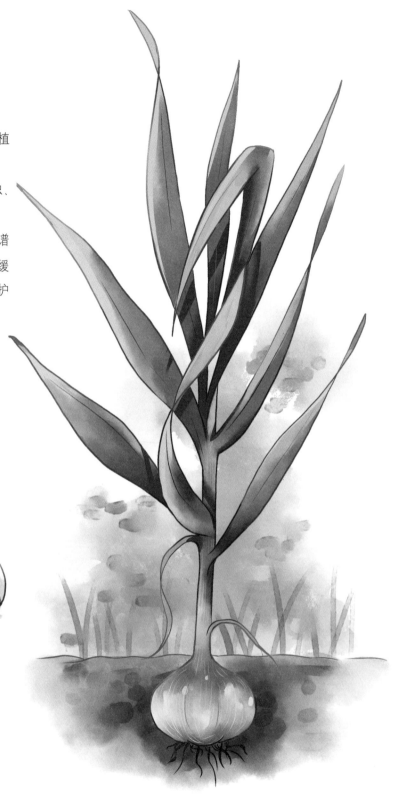

细菌、污染物质以及疾病的攻击。而且它还能清除人体代谢的产物，帮助修补受伤的组织，从而达到预防和治疗疾病的目的。因此，大蒜有"保健圣品"的美誉。

如今，家家户户几乎都会用到大蒜，大蒜已成为我们日常生活中不可或缺的调味品。关于大蒜是怎么走进我们生活的，还得从张骞出使西域说起。

公元前138年，张骞受汉武帝指派，带着100多人出使西域，想联合大月氏共同抗击匈奴。张骞一行人风餐露宿，刚到匈奴地界，就被匈奴俘虏了，匈奴单于将张骞一行人软禁了起来。

张骞一行人由于水土不服得了重病，很多人都出现了浮肿、腹泻等病症。在这里吃饭都成问题，就别说治病了，没多久他们中就有20多人不幸身亡。

张骞也身染重病，想到自己使命还未完成，他只好强忍悲伤对大家说："我们不能死在这里，一定要想法子活下去。"于是，大家一边找食物充饥，一边找能治病的药物。

一天，有个人跑过来，说他找到一种野菜，不仅能吃，还能治病。张骞很高兴，跑过去一看，这种野菜的根有点像百合的鳞茎。张骞问这野菜叫什么名字，那人说匈奴人叫它葫草。张骞尝了尝，葫草虽然气味辛辣，但味道还不错，于是就叫大家都来吃。

吃了葫草后，生病的人发现自己的病竟然奇迹般地好了，再也不用怕水土不服。张骞非常高兴，在之后的十几年里一直把葫草带在身边。

公元前129年，张骞趁匈奴人对他们的监视渐有松懈，侥幸逃出了匈奴人的控制区。张骞访问了西域各国和中亚的大宛、大月氏等国，历尽艰险，最后终于回到了自己的国家。

张骞自从吃了葫草，尽管长途跋涉、风餐露宿，也很少出现腹泻、浮肿的症状。他感叹这葫草不仅能治病强身，而且防病的能力也很强。

归汉后，张骞向汉武帝汇报了西域之行的所见所闻，顺便把葫草献给了汉武帝。汉武帝关心的是江山社稷，并没有把这小小的葫草放在心上。

既然皇帝对葫草不感兴趣，张骞便将其种在了自家菜地里。过去的十几年，张骞吃葫草成了习惯，菜里不放点葫草，就没有胃口。不光张骞如此，与张骞同行的那些人也都有这个嗜好。

如果葫草只是小范围栽种，就只能满足小部分人，也就不可能天下闻名了。那时候张骞还为此事犯愁，后来事情出现了转机。

汉宣帝继位后，大力发展农业，以解决老百姓吃饭的问题。他的妻子许皇后得到一件贡品，是她的老家人送来的。许皇后随口尝了一下，有一种很刺鼻的气味和纯正的辣味。她问这是什么，侍女记不清了，说是葫……

许皇后听了笑出来，她说："这哪像是葫芦，应该叫……"

侍女正在算葫草有几瓣，听到皇后问，随口答："算……"

许皇后听侍女说"算"，这倒有点意思，于是问道："叫算？"

侍女一听，不好纠正，干脆顺着她的意说："叫算也不错。"

许皇后"嗯"了一声，就去找汉宣帝说"算"了。汉宣帝听说"算"不仅好吃，还能治病、防病，于是决定在全国推广，并赐名为"大蒜"。

后来，中国家家户户都吃上了大蒜，大蒜也成为百姓厨房必备的调味品。

砂仁：

化湿行气的调味料

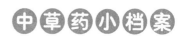

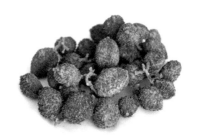

砂仁的入药部位为姜科植物阳春砂、绿壳砂或海南砂的干燥成熟果实，色棕褐，仁饱满，气味浓，多为生用，用时需打碎。它有化湿行气、温中止泻的功效。现代药理研究认为，砂仁有增强胃功能、促进消化液分泌、增进肠道运动、帮助消化、消除肠胀气等作用。

砂仁香气浓郁，是一种常用的调味香料。我们在炖肉的时候，可以放一点砂仁，不仅会让炖肉味道鲜美、芳香诱人，而且能除油腻、助消化。在制作火锅、川菜、烧烤、卤菜等时，都可以加砂仁调味。

砂仁能激发其他香料的本味，使之渗透到食材里，从而达到去除腥味、臭味的目的；而且它能赋予食材新的香味，让人垂涎欲滴。

砂仁也是一种良药，善于温中暖胃，达到止呕、止泻的功效。它还能促进消化液的分泌，排出消化管内的积气。

砂仁是怎么被发现的呢？据说有这样一件奇事。

宋朝时期，在我国广东的阳春县，发生了一次大面积的牛瘟。很多耕牛都出现了食欲不振、反刍缓慢或停止的症状。有的牛还因为这种病死了，这可把农户们急坏了。

那时一头牛价值 40 贯钱。如果处在非常时期，一头牛的价值甚至能涨到上百贯钱。

我们换算一下，1 贯钱等于 1000 文，相当于 1 两银子。那时的县令月收入约为 15 贯，而农户的月收入粗略估计为 3 贯。如果耕牛死了，对一些农户来说，将是一笔重大的损失。因此，农户们都很紧张，生怕这种灾难持续发生。

农户们焦急地寻找原因，并请兽医过来为耕牛治病。兽医发现病牛的肚子胀胀的，吃不下东西，干不动活儿。到哪儿找医治的药物呢？兽医一时半会儿也没有办法。

正当农户们急得团团转的时候，有人带来了一个消息：蟠龙金花坑一带的耕牛没有发生牛瘟。为什么那里的牛没有生病呢？一些农户很好奇，决定去看看。

农户们问蟠龙金花坑附近的养牛户："你们这一带的耕牛，个个身健力壮，是不是喂了什么药或采取了什么措施？"养牛户有些得意地说："我们同往常一样，没采取什么措施，应该是神灵的庇护吧。"

农户们不相信，继续寻找原因。他们找到了放牛的牧童，牧童挠挠头，想了一下说："我们的牛喜欢吃金花坑的草，那草的果实散发出浓郁的芳香，是不是因为牛吃了这种草的果实才没有生病？"

农户们随牧童来到金花坑，在那里他们看见漫山遍野都是牧童所说的植物。农户们摘了一些这种植物的果实嗅了嗅，正如牧童所说，有一股浓郁的香味。

难道这种草和它的果实能治牛瘟？农户们决定拔一些这种草

14

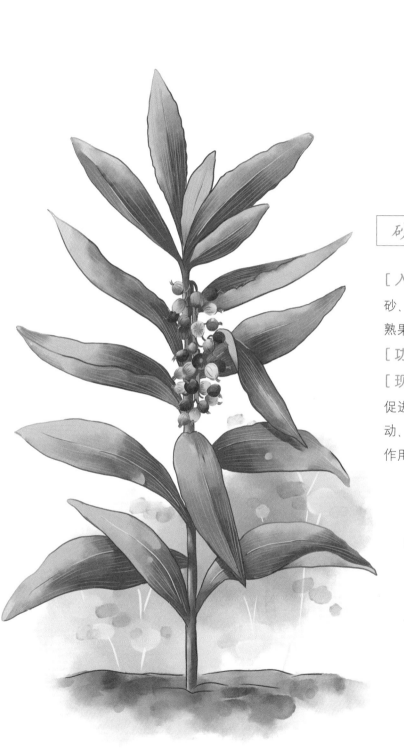

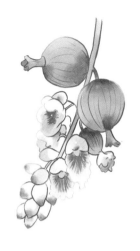

砂仁

［入药部位］姜科植物阳春砂、绿壳砂或海南砂的干燥成熟果实

［功效］化湿行气、温中止泻

［现代药理］有增强胃功能、促进消化液分泌、增进肠道运动、帮助消化、消除肠胀气等作用

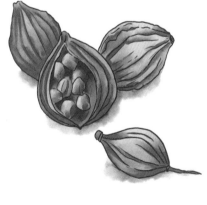

15

回去试试。

牛原本没有食欲，可是这种草料与往日不同，闻起来有一股香味，牛最终经不起"美食"的诱惑吃了起来。

农户们见牛肯吃东西，心情瞬间舒畅了很多。他们继续给牛吃这种草料，几天后，牛的病情渐渐好转，能下地干活儿了。农户们的喜悦之情简直无以言表。

为了防止牛瘟的再次发生，农户们将金花坑的草移种到自家的空地上。有的农户觉得这种草的果实很香，就想用它做香料，添加到菜肴中。不想有了奇效，不仅菜肴变得更香、更美味，而且有治病的作用。

这种果实叫什么呢？农户们觉得这种草的果实表面有点像磨砂，于是就将这种草的果实叫作砂仁。

砂仁如此神奇，引起了医学家张元素的注意。他经过研究发现，砂仁能行气，能缓解脾胃气滞的症状，所以才治好了牛瘟。

对人而言，砂仁不仅能做香料，而且能治病，因此张元素就将砂仁收录在他编著的医药书《洁古珍珠囊》中。

张元素 我国古代金朝医学家，是中医易水学派创始人，他对于脾胃病的治疗有着比较系统、完整的方法，创制了治疗脾胃病的代表方剂——枳术丸，该方具有治痞、消食、强胃的功效。他的本草类中医著作《洁古珍珠囊》记载了113种中草药，阐述了部分药物炮制理论，对后世影响颇大。

白芷：

治感冒头痛的香料

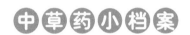

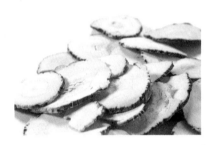

白芷的入药部位为伞形科植物白芷或杭白芷的干燥根，切面白色或灰白色，粉性足，香气浓郁，多为生用。它有发散风寒、通窍止痛、消肿排脓的功效。现代药理研究认为，白芷有抑菌、解热、抗炎、镇痛、解痉等作用。

白芷是一种白色或灰白色片状的香料，气味芳香，能去腥除臭。它可熬汤或泡酒，用于治疗疾病。它还可搭配牛羊肉炖煮，不仅能提香，还能去除牛羊肉的腥膻味。

白芷还是一种非常受女性欢迎的中药材。它可以用来做面膜，不仅能促进皮肤的新陈代谢、防止色素在皮肤表层堆积和色斑生成，起到美白和滋养肌肤的作用，而且能修复受损的皮肤细胞，达到淡化疤痕和痘印的功效。

白芷还被称为"舌尖上的药材"，我国很早就将白芷作为药用。关于白芷，有这样一个故事。

北宋年间，有一位商人准备举家迁到汴梁。他的女儿在途中出现头痛的症状。商人很疼爱女儿，沿途寻访名医，可是女儿看了很多郎中，也吃了不少药，症状丝毫没有减轻。

商人带着女儿途经江苏盱眙，女儿突然头痛难忍、冷汗不止。商人无奈，只好在附近打听有没有好的郎中。有一位村民告诉他，有一个叫杨介的郎中，可以找他试试。

商人问："这位杨郎中，医术高明吗？"

村民说他曾经是太医，给皇上治过病。商人一听，心想既然能给皇上治病，或许有些本事。于是，商人满怀希望地带着女儿去找杨郎中。

杨郎中经过诊断，从药箱里取出一个布包交给商人，让商人用布包里的药试试。商人谢过杨郎中，回到住处。他打开布包一

白芷

[入药部位] 伞形科植
物白芷或杭白芷的干燥根
[功效] 发散风寒、通窍
止痛、消肿排脓
[现代药理] 有抑菌、
解热、抗炎、镇痛、解痉
等作用

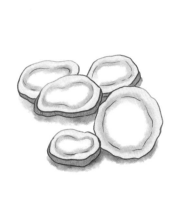

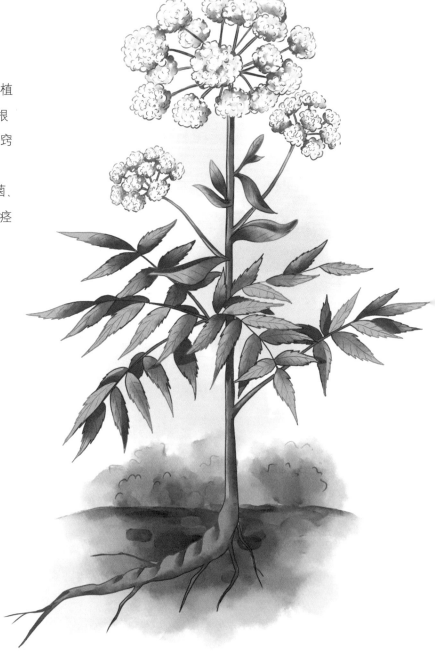

20

看，里面的药片为白色，还散发着香气。商人认得此物，这不就是女儿家用来敷脸的原料吗？

商人气得牙痒痒，拿着布包气冲冲地去找杨郎中算账。

杨介笑道："你不要小看此物，正是此物能治你女儿的病。"

商人突然想起，好像是有这么一物，既能用来敷脸，也能用作治病的中药材。

杨介呵呵一笑，说："想起来了？这味药叫白芷，它是治疗外感风寒头痛、鼻塞的良药。"

商人听了连忙点点头，他的女儿正是因为在奔波途中受了风寒，才出现头痛的毛病。他将药拿回去后给女儿服用，才过了两日，女儿头痛的症状果然出现好转。

虽然这次女儿的头痛得到缓解，但商人担心会再次复发，况且他要去汴梁，路途遥远，又不能在此地耽搁太久。为此，商人又一次找到杨郎中，希望找到一个更好的解决办法。

杨郎中告诉商人："可将此药研成粉末，蜜制成丸，一次一丸，一日两次，用温开水送下，定能祛除你女儿的疾患。"

商人千恩万谢后离开，到了京都汴梁，女儿的头痛基本消除，商人非常高兴。后来，商人又遇到患有相同疾病的人，便推荐他们服用此药，效果都非常不错。

这么神奇的药丸叫什么呢？患者们不由询问。商人想了想，说叫"都梁丸"。因为盱眙的别称叫"都梁"，他是从都梁得来的药丸。

此后由于都梁丸药效好，李时珍把白芷以及都梁丸记载在《本草纲目》中，流传于后世。后人又经过改良，加进了一味中药川芎，使得都梁丸的治疗效果更加显著。

知识小链接

杨介　北宋名医，出身于医学世家，他虽不是皇家御医，却给宋徽宗看过病。上至皇帝、士大夫，下至黎民百姓，凡遇上棘手的疑难杂症，都会想起他。著有《四时伤寒总病论》《伤寒论脉诀》等。

小茴香：

散寒止痛的"中国香"

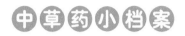
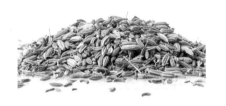

小茴香的入药部位为伞形科植物茴香的干燥成熟果实，气微香，味辛辣，多生用或盐水炙用。它有散寒止痛、理气和胃的功效，是一种药食同源的食材。现代药理研究认为，小茴香有防止骨质疏松、护肝利胆、镇痛等作用。

　　小茴香俗称小茴，是一种我们非常熟悉的调味料。很多人不管是炒菜、烤肉，还是包饺子，都喜欢加一点小茴香，这样会让食物更加美味。它还是五香粉的主要成分之一，广泛用于食品调味。

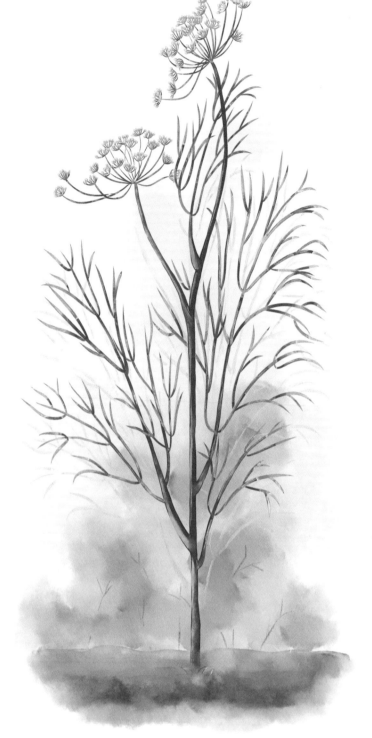

小茴香

[入药部位] 伞形科植物茴香的干燥成熟果实

[功效] 散寒止痛、理气和胃

[现代药理] 有防止骨质疏松、护肝利胆、镇痛等作用

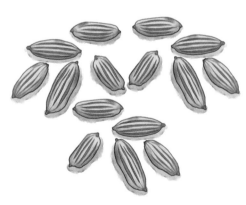

24

小茴香也是一种非常好的中药材。它的根、叶、全草均可入药，能用于治疗寒疝①腹痛，缓解肩颈痛、胃寒呕吐等病症。

关于小茴香，有这样一个故事。

清朝年间，一位外国富商来到中国。中国有太多的美景、美食，富商流连忘返，很快沉醉其中。

一天，富商来到杭州西湖游玩，饿了就毫无顾忌地大吃大喝。到了第二天，富商病倒了。当时他正在酒楼里，肚子突然痛得厉害。他没办法，赶紧请人帮忙去找郎中。可是酒楼离医馆有点远，找郎中过来要花不少时间。

这时一位懂中医的食客过来看了一下，只见富商全身冒冷汗，脸色苍白，且富商说肚脐周围绞痛。他认为富商得的是寒疝，可是去哪儿找药呢？

食客想了一下，径直走向厨房。他抓了一把小茴香，磨碎后，让富商用当地的绍兴酒送服。

富商心中疑虑，问："这是什么药？"

食客说："这是一种香料。"

---

① 中医术语，指一种急性腹痛的病症，病因多与寒气有关。

富商不理解，问："香料还能治病？"

食客肯定地说："能。这种香料与别的香料不同。"

富商还是不理解，问："这种香料与别的香料不同，是中国香？"

食客笑着说："对！"

富商打消了疑虑，按照食客的办法吃了下去。没过多久，富商的病情好转，肚子不那么疼了，脸色也渐渐红润。

这是怎么回事呢？原来，小茴香不仅是调味料，还可以药用，能起到散寒止痛、行气和胃的作用，加上酒能促进血液循环，对富商的病很有效果。

眼看富商的病好了，旁人过来问："还敢大吃大喝吗？"

富商努了努嘴，说："敢。这么好吃的美味为何不吃？"

旁人摇摇头，说："看样子你还得去找郎中。"

富商说："不怕，有你们的中国香。"

旁人哈哈大笑："中国香再好，你也得有节制地、健康地吃。"

八角茴香：

治胃寒呕吐的调味料

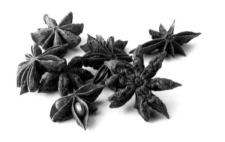

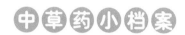

八角茴香的入药部位为木兰科植物八角茴香的干燥成熟果实，又名大茴香、八角，气芳香，味辛甜，多为生用或盐水炙用。它有温阳散寒、理气止痛的功效。现代药理研究认为，八角茴香具有抗菌、镇痛、抗氧化、杀虫等作用。

在我们的日常生活中，八角茴香是厨房里不可或缺的调味料。它不仅能祛除腥味，除去膻气，而且能使菜肴增香不少，因此深受人们的喜爱。

八角茴香也是一种常用的中药材，对于寒疝腹痛、肾虚腰

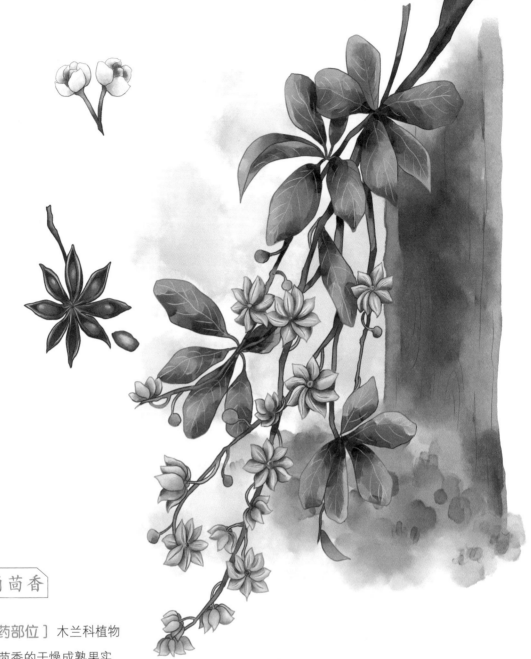

八角茴香

[入药部位] 木兰科植物
八角茴香的干燥成熟果实
[功效] 温阳散寒、理气
止痛
[现代药理] 有抗菌、镇
痛、抗氧化、杀虫等作用

痛、胃寒呕吐、脘腹冷痛等都有很好的疗效。

很多人觉得八角茴香用在调味上没问题，但对于它能否用于治病，还是感到怀疑。这里有一个利用八角茴香治病的现代故事。

夏末秋初，有位游客跟同伴来到广西。这里山美水美，他们玩得很开心。

途中，游客听同伴说，这里的八角茴香非常有名。游客心想，自己做菜时很喜欢放八角茴香，于是他就到店里买了一些。

由于天气炎热，加上又走了很多路，游客买了不少雪糕、冰激凌、冰镇西瓜和冰绿豆沙来消暑降温。

同伴提醒他说，还是少吃一点冰的，游客却全然没有在意。然而到了晚上，他的肚子出现了冷痛，还不住地呕吐。

游客想去找医生，同伴说根本不需要。游客没好气地说："反正疼的不是你。"

同伴哈哈大笑，说："我已经提醒过你，不要吃太多寒凉的食物，还好你已经买了药。"

游客莫名其妙，问："我买了什么药？"

同伴指了指八角茴香说："那不是吗？"说着，同伴将八角茴香拿出来，煮水给他服用。

游客心有疑虑，问："这能行吗？"

同伴肯定地说："行。"

游客没有再犹豫，将汤水喝了。不一会儿，游客的症状明显减轻。他看着八角茴香，叹道："这种厨房常备的香料竟然还有如此能耐。"

八角茴香为什么能治这位游客的病呢？因为他吃了太多寒凉的食物，导致脾胃受凉，寒邪入内。八角茴香能温补人体的阳气，祛除体内的寒邪，达到祛除疾病的效果。

知识小链接

寒邪 中医术语。中医认为：凡致病具有寒冷、凝结、收引特性的外邪，可称为寒邪。寒邪引起的症状表现为怕冷、身体发热、无汗等。如果寒邪在脏腑出现疾病，还会表现为呕吐、腹泻、肚子冷痛等。

白豆蔻：
开胃消食的调味料

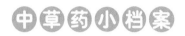
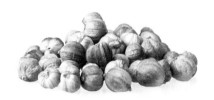

白豆蔻的入药部位为姜科草本植物白豆蔻或爪哇白豆蔻的干燥成熟果实，多为生用，用时捣碎。白豆蔻有化湿行气、温中止呕、开胃消食的功效。现代药理研究认为，白豆蔻能祛除胃肠的积气，增进胃肠蠕动，促进胃液的分泌。

杜牧在《赠别》一诗中写道："娉娉袅袅十二余，豆蔻梢头二月初。"这首诗形容的是十三四岁的少女，而诗中的豆蔻就是白豆蔻。

爱做菜的人可能对白豆蔻一点也不陌生，它是厨房中常见的调味料。在配制卤汤，或炖肉、做咖喱时，白豆蔻是必不可少的调味料。

白豆蔻药食两用，是一味常用的中药材，不但可以治疗很多疾病，还能起到很好的保健作用。饮酒的人食用白豆蔻，可以起到解酒的作用；有口臭的患者，将白豆蔻放到嘴里嚼，可以祛除口中的异味。

白豆蔻经常跟砂仁一起搭配使用，起到理气①健脾的作用，同时还有镇静安神的功效。

在成年人的眼中，2岁的孩子对这个世界一无所知，但相传有一个2岁的小女孩，用白豆蔻治好了自己的病。这是怎么回事呢？

从前，有位郎中遇到了一件烦心事，刚满2岁的女儿怎么也不肯吃东西。普通人遇到这种事肯定去找郎中，可是郎中遇到这种事，得自己想办法解决。

郎中知道女儿是消化不良，需用一些助消化、理气和中的药。他煎煮好汤药，对女儿又哄又劝，可是女儿坚决不肯服用。

---

① 中医术语，是一种能使人体气机舒畅、气行通顺的方法。

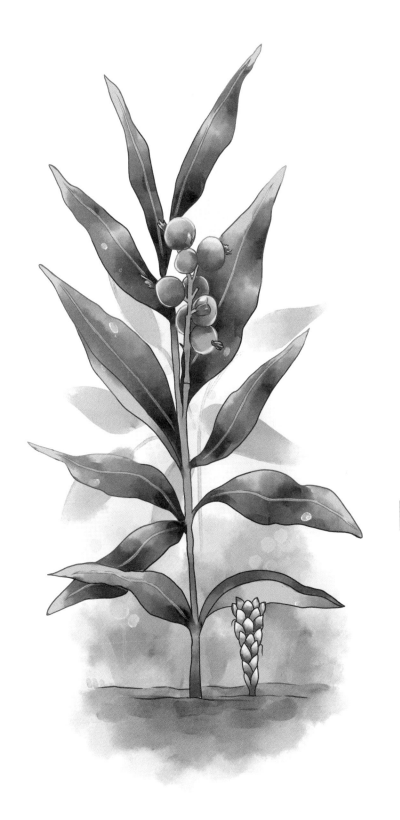

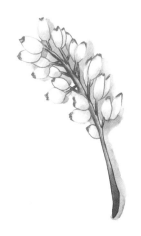

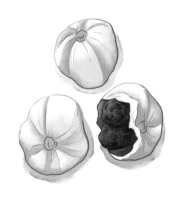

白豆蔻

[入药部位] 姜科草本植物白豆蔻或爪哇白豆蔻的干燥成熟果实

[功效] 化湿行气、温中止呕、开胃消食

[现代药理] 能祛除胃肠的积气，增进胃肠蠕动，促进胃液的分泌等

不吃药，病怎么好呢？郎中反复相劝，但女儿就是不肯依从。郎中被逼急了，强行给女儿灌了几口药。

女儿不仅"哇哇"大哭，还出现了咳嗽、频频呕吐的症状。这下把妻子也惹急了，她对郎中一顿臭骂。郎中感到无奈，觉得头发都要愁白了。

郎中感叹：自己行医多年，最棘手的竟然是自己女儿的病。正当束手无策之际，他看见女儿跑到药柜周围玩。她东瞅瞅、西望望，禁不住好奇地去抓药柜里的药材。

只见女儿抓了几颗白豆蔻在鼻子下嗅了嗅，又放到嘴里尝了尝。郎中看到这种情景，突然眼前一亮，快步走过去说："这个叫白豆蔻，是不是很香？"

女儿看着郎中，点头认同了郎中的说法。

郎中知道机会来了，说："父亲煎煮给你吃好吗？"

女儿抬头望着父亲，问："苦不苦呢？"

郎中开导说："不仅不苦，而且能治病。"

女儿答应了。郎中将白豆蔻煎汤，端给女儿。她尝了尝，最后慢慢喝了下去。随后几次，女儿不再抗拒，又服了几次药，病情明显好转，女儿终于开始进食了。

这是怎么回事呢？原来白豆蔻有芳香之气，有开胃消食的功效。郎中见女儿喜欢白豆蔻，便因势利导，让女儿服用白豆蔻汤，果然治好了她的病。

见此情形，妻子也十分高兴，有些得意地说："咱家孩子2岁就会找药给自己治病了。"

说者无心，听者有意，郎中也觉得女儿是一块学医的好材料。在郎中的教导下，女儿长大后成了当地有名的女郎中。

淡豆豉：
治感冒的"下饭神器"

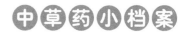
中草药小档案

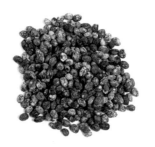

淡豆豉为豆科植物大豆的成熟种子的发酵加工品，色黑、质柔、气香、味微甘，多为生用。它有解表、除烦、宣发郁热的功效。现代药理研究认为，淡豆豉有微弱的发汗作用，并可健胃、助消化。

　　说起豆豉，很多人就要流口水了，因为这种食物是"下饭神器"，老少皆爱，非常开胃。

　　豆豉种类丰富，味道绝美，食用方法多样化。豆豉可独立做成一道风味独特的菜肴，也可以作为家常的调味品。

烹饪鱼肉时，放一点豆豉，不仅能解腥，而且鱼肉吃起来更加鲜香入味；蒸腊肉香肠时，放一点豆豉，豆豉和腊肉相融合，更加提鲜；拌面、拌饭时加点豆豉，索然无味的主食瞬间会变成一道美味佳肴。

豆豉是一种美味的食物，而淡豆豉是一种良药，药用价值广泛。豆豉和淡豆豉有什么区别？人们怎么想到将淡豆豉药用的呢？这还得从《滕王阁序》说起。

唐高宗时期，洪州（今江西南昌）阎都督因重修滕王阁而大摆宴席，王勃也在受邀之列。席间，阎都督请大家为滕王阁作序，只有王勃欣然提笔。只见他挥毫泼墨，写出了千古名篇《滕王阁序》，阎都督及众人都为之拍案叫绝。

酒席间，大家酒兴正浓，相谈甚欢。第二天，阎都督起床时感到浑身发冷，还胸闷咳喘。

阎都督请来郎中诊治，郎中认为，应该以麻黄为主药，因为麻黄能平喘、解表。但是阎都督认为，麻黄发汗力较强，自己年迈体虚，汗本来就少，再用麻黄身体恐怕难以承受。

正巧王勃前来辞行，听到阎都督与郎中的谈论，不由得想起了豆豉。它虽是一种食材，但也不能忽略它的药力作用。豆豉不仅可以解除身体的表征，还可以除去胸中的烦闷。因此，王勃提出用豆豉。

郎中听了讪笑，谁不知道豆豉是吃的，难不成它还能比药管用？阎都督也觉得不太合适，将吃的东西当药来治病，听起来就不太可行，于是连连摇头，表示反对。

王勃见状连忙劝道："反正豆豉对身体没什么坏处，试一试也无妨。"

阎都督见王勃说得很认真，就勉强答应了。

豆豉口味极佳，阎都督一连吃了三天仍不觉得厌烦。他发现身体的病症居然好了，晚上睡觉也安稳了。阎都督非常高兴，这才完全相信王勃说的是对的。

之后，这个故事被广为流传，豆豉的功效逐渐被人们熟知。后人为了更好地发挥豆豉的药用价值，在制作的过程中，不用盐、酒和辣椒，而是用桑叶和青蒿煎煮取汁，倒入大豆中，经发酵，待香气溢出时，取出略蒸后，干燥即得。

由于这种豆豉没有添加盐、油等物，味很淡，所以称之为

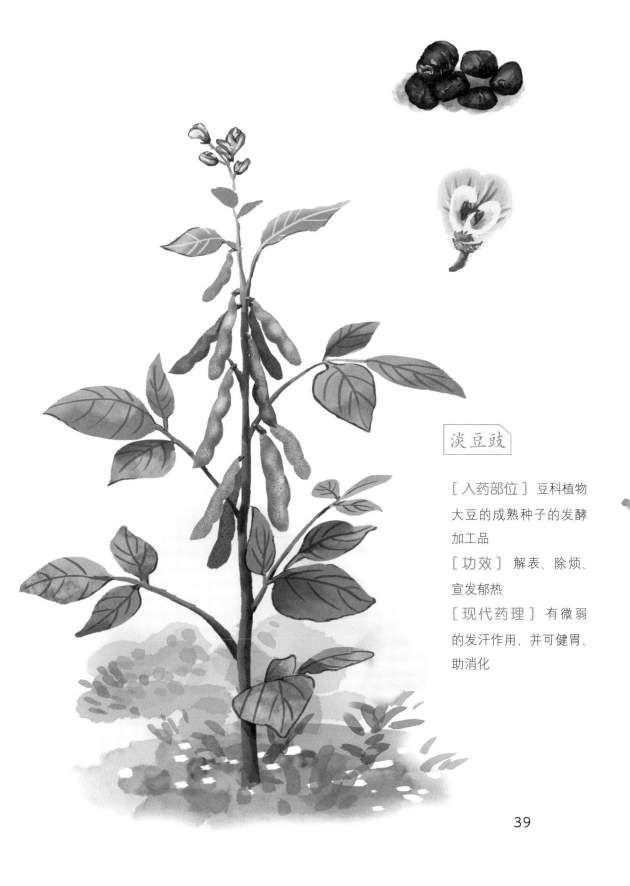

淡豆豉

[入药部位] 豆科植物
大豆的成熟种子的发酵
加工品
[功效] 解表、除烦、
宣发郁热
[现代药理] 有微弱
的发汗作用，并可健胃、
助消化

39

"淡豆豉"。而那种加盐和辣椒的豆豉,早已成为人们餐桌上必不可少的调味品。

知识小链接

解表 中医术语,指解除表证。解有解除、发散的含义;表为表证,一般指发生疾病的部位在体表,病情比较浅,多表现为怕冷、发热、鼻塞、头痛等。

韭菜子：
补肝肾的蔬菜种子

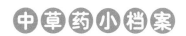

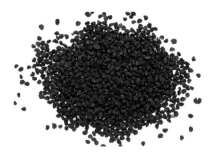

韭菜子的入药部位为百合科植物韭菜的干燥成熟种子，气特异，味微辛，色黑，生用或盐水炙用。韭菜子能温补肝肾，壮阳固精。现代药理研究认为，韭菜子有祛痰和抗菌等作用。

韭菜是人们常见的一种蔬菜，用它炒鸡蛋，真可谓色香味俱全。除炒菜外，韭菜还可用于包饺子、烧烤等。

韭菜不仅口感好，而且营养丰富。它富含膳食纤维和各种维生素，能增强肠道蠕动，缓解便秘。韭菜还可以辅助降血压、降血脂。由于吃韭菜对身体有诸多好处，因此它被人们誉为"长寿菜"。

韭菜全身都是宝，地上部分是非常好吃的蔬菜，而它的种子韭菜子是一种良药，中医经常用它入药。

"韭菜"这一名字的由来在民间有两种说法。

第一种说法是："韭"字中的"一"代表地面，而"非"是露出地面的叶子。韭菜有一个特点，割了一茬又长一茬，给人一种生生不息的感觉，只要"一"存在，上面的"非"怎么割也割不完。

第二种说法是："韭菜"这个名字的来历，跟东汉的开国皇帝刘秀有关。

有一年，刘秀的军队在与敌方对战中被打败了，他不得不四处逃亡。

他来到一处村庄，由于常年战乱，这里房屋破损，田地荒芜，百姓流离失所。刘秀看到这一切，心里很不是滋味。此时，他不仅身体受了伤，而且饥渴难耐，不得已他敲开了一家农户的门。

从屋中走出一个老汉，见刘秀相貌不凡，知道他肯定不是普

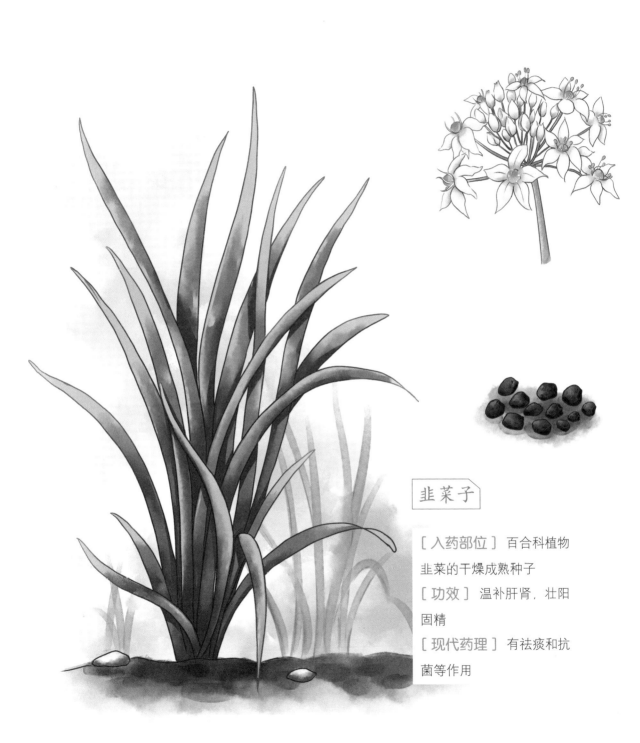

韭菜子

[入药部位] 百合科植物韭菜的干燥成熟种子

[功效] 温补肝肾，壮阳固精

[现代药理] 有祛痰和抗菌等作用

43

通人。然而，当刘秀提出想要点食物的时候，老汉为难了，因为家里食物所剩无几。老汉正犯愁时，猛然想到一个主意。

老汉给刘秀端来一碗香喷喷的野菜，刘秀饥不择食，很快将一大碗野菜吃光了。第二天、第三天，老汉都端来相同的野菜。刘秀奇怪了，这野菜好像怎么吃都吃不完。老汉说："我们这里长这种野菜，割了一茬又长一茬，因此像是吃不完一般。"刘秀听了暗自惊叹，心想：居然会有这种野菜。

刘秀伤势恢复后就离开了。做了皇帝后，在皇宫中，他想起老汉给他吃的香喷喷的野菜，于是下令让人采摘送进宫中，让御厨做给他吃。

御厨问这种菜叫什么名字，刘秀想了想，这个菜救过他的命，不如就叫它"救菜"吧！可是一些大臣觉得不妥，"救菜"应该是一种草本植物，于是建议改成"韭菜"。刘秀听了觉得有一定的道理，于是同意把"救菜"改成"韭菜"。

之后，大家觉得皇帝爱吃的菜肯定不错，于是，吃韭菜的人越来越多，人们还在房前屋后自行种植韭菜。

随着韭菜知名度的提升，御医发现，韭菜的种子也是一种良药，能补肝肾，因此就把它运用到治病救人的方剂中。到了唐朝，孙思邈也注意到了韭菜子，于是将它写进了《千金要方》中。

知识小链接

孙思邈　唐代医药学家，后世尊其为"药王"。他幼时天资聪颖，无意仕途功名，18岁时立志从医，终身不仕，亲自采制药物，为人治病。他搜集民间验方、秘方，总结临床经验及前代医学理论，为医学和药物学作出重要贡献。他认为"人命至重，有贵千金，一方济之，德逾于此"，故将自己的两部著作均冠以"千金"二字，名《千金要方》和《千金翼方》。医学巨著《千金要方》是中国历史上第一部临床医学百科全书，被国外学者推崇为"人类之至宝"，对后世医家影响极大。

山药：

补气养阴的家常菜

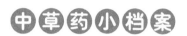
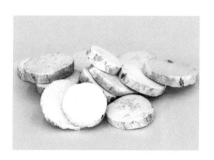

山药的入药部位为薯蓣科植物薯蓣的干燥根茎，味淡，微酸，色白，粉性足。多为生用或麸炒用。它有益气养阴，补脾、肺、肾的功效。现代药理研究认为，山药不仅能帮助消化，保护胃黏膜，还有提高免疫力、降低血糖和血脂等作用。

山药是常见的食材，人们常常将它当作蔬菜来食用。山药也是一种进补的药材，是中药房常备的中草药。粮食学家认为，山药还可以当作粮食，具有很高的营养价值，可部分替代大米、小麦等常见粮食。

山药被广泛应用，名气很大，古代有几位皇帝却与它较上了劲儿，几次要给它改名。相传，山药有这样一段不平凡的故事。

战国时期，赵国用赵括换掉老将军廉颇，而秦国却起用了大将军白起。白起极有手段，切断了赵军的粮道。赵军在粮食短缺的情况下，突围失败，40万名赵军多被秦军坑杀。

有极少一部分赵军杀出重围，退守到高山上。秦军攻到山下，然而山势陡峭，易守难攻，只好将这部分赵军先围住。秦军将领算计着，赵军粮草不够，用不了多久就只能投降。

与此同时，白起见赵国实力大损，想乘胜追击，灭了赵国，于是上书要求发起邯郸之战。秦王派五大夫王陵率领秦国大军攻打赵国。赵王再次起用了廉颇，并派使者到魏、楚两国游说一起抗秦。魏、楚两国先后派出军队进抵邯郸城郊，进击秦军。而被围困的那一小部分赵军，突然气势如虹，杀出了重围，夹击秦军。在各方力量的攻击下，秦军大败，损失惨重，不得已退回了秦国。

邯郸之战后，赵王好生奇怪，被秦军围困的那部分赵军，在没有粮食供应的情况下，不但坚持了几个月，而且身强体壮。

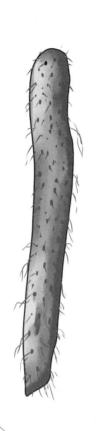

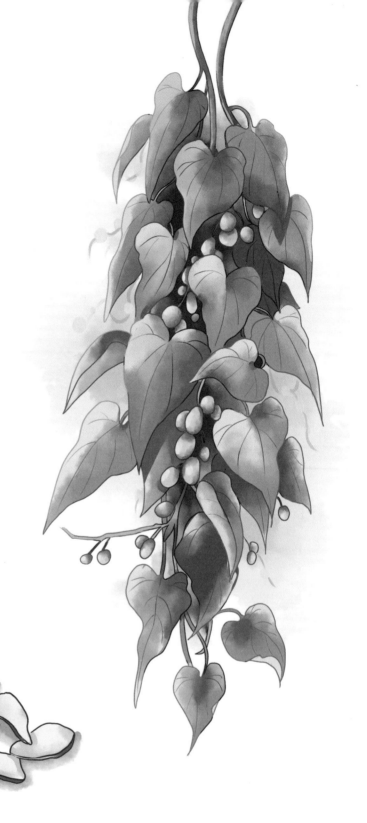

山药

［入药部位］薯蓣科植物
薯蓣的干燥根茎
［功效］ 益气养阴，补脾、
肺、肾
［现代药理］ 帮助消化、
保护胃黏膜、提高免疫力、
降低血糖和血脂等作用

48

赵军将领说他们一开始挖野菜充饥，但很快野菜就被挖完了。于是他们挖树根来充饥，偶然发现有一种根茎呈圆柱状的植物，这种根茎不仅吃起来口感好，而且吃了它感觉身体更有力气了。

被围困的几个月，这部分赵军就是靠吃它活了下来。当他们知道秦军正在围困邯郸，便趁秦军放松警惕之际，不仅杀出了包围圈，还径直打到了秦军的大营。

赵王听后非常高兴，听说这种植物还没有名字，便给它起了个名字叫"山遇"，意思是刚好在山里缺粮时遇到的。

山遇在民间很受欢迎，老百姓更喜欢用它做菜。有人觉得这山遇的口味同红薯和芋头很接近，所以就改称它为"薯芋"。

"薯芋"这个名字本来挺合适，可到了唐代宗李豫时期，"豫"和"芋"同音，为了避讳，薯芋必须要改名。老百姓发现薯芋药用价值很高，所以留下了"薯"，去掉了"芋"，更名为"薯药"。

到了宋朝，宋英宗赵曙时期，因为"曙"和"薯"同音，又犯了忌讳，必须改名。

老百姓想到它最初的名字叫"山遇"，决定重新用原名中的"山"字，毕竟它的起源是在山里；而它的药用价值极高，因此就把它叫作"山药"，这个名字一直使用至今。

知 识 小 链 接

麸炒 中药的一种炮制方法，又称"麸皮炒"或"麦麸炒"。麸，也叫麸皮，是小麦磨成面后筛剩下的碎皮。麸炒指将药材净制或切制后，用一定量的麦麸加以拌炒的炮制方法。麸炒能起到增强疗效、补脾的作用。

紫苏：

散风寒、行气止痛的家常菜

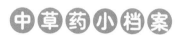

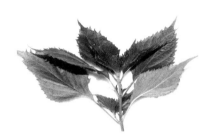

紫苏的入药部位为唇形科紫苏属植物紫苏的干燥带叶嫩枝，有解表散寒、行气和胃的功效。现代药理研究认为，紫苏除了能促进肠蠕动，帮助消化外，还有解热、止咳、祛痰、平喘、抑菌、止血、镇静等作用。

在田间地头，人们经常能看到一种紫绿色的植物。这种植物有独特的香味和好看的叶子，它就是紫苏。

紫苏是南方比较常见的一种蔬菜，不仅可以炒着吃，而且可以做粥膳、茶饮等。我们平时吃烤肉、大闸蟹等，紫苏常常会作

[入药部位] 唇形科紫苏属植物紫苏的干燥带叶嫩枝

[功效] 解表散寒、行气和胃

[现代药理] 有促进肠蠕动、帮助消化、解热、止咳、祛痰、平喘、抑菌、止血、镇静等作用

紫苏

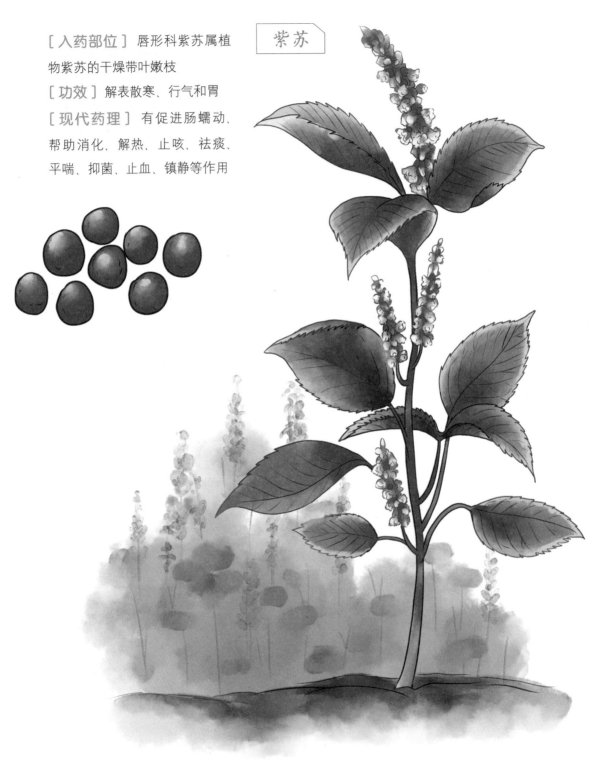

为配菜。不仅如此，紫苏全身都是宝：紫苏子可以下气、消痰、润肺，紫苏梗能治胃气上逆，而紫苏叶能治疗风寒感冒、咳嗽、四肢酸痛、流鼻涕等病症。

紫苏这么好，是怎么被发现的呢？

相传，紫苏是华佗发现的。大家都知道华佗是古代名医，不仅医术高明，而且非常善于思考和学习。

九九重阳节那天，华佗给病人看完病后，准备到小酒馆去喝上两杯。途中他经过一条河，突然听见"噗"的一声，从河里钻出来一只水獭，嘴里还叼着一条大鱼。水獭爬到岸边，狼吞虎咽地把鱼吃掉，肚子撑得圆滚滚的，看上去非常滑稽。吃了这么大一条鱼，小水獭的胃自然承受不了，很快就出现反应，折腾起来。

华佗看了暗自好笑：小家伙知道难受了吧，谁让你贪吃？谁知道水獭非常聪明，它爬到岸边一块草地里，吃了一种紫色的植物，很快就不那么难受了。华佗非常好奇，难道这紫色的植物还有行气消胀的功效？不然水獭吃撑的肚子怎么会那么快就好转了呢？

眼见天色已晚，华佗不再耽搁，前往小酒馆。

到了小酒馆，华佗看见一群纨绔子弟正在吃螃蟹。九月九的螃蟹肉厚膏肥、鲜嫩无比，这群纨绔子弟一边喝酒，一边大口大口地吃着，不一会儿，螃蟹变成了一堆蟹壳。

华佗走过去好言相劝："螃蟹性寒，多吃会伤脾胃、拉肚子。"

可是那群纨绔子弟吃得正欢，哪里听得进去。华佗讨了个没趣，转身又对酒保说："不能再卖螃蟹给他们了，这样吃下去会生病的。"

酒保答应了，但酒馆老板一听就不高兴了。他知道华佗是名医，但不让卖螃蟹，不是断了他的财路吗？于是把脸一沉说道："这位客官，我劝你还是少管闲事。"

华佗无奈地摇摇头，坐在一边喝起闷酒来。

那晚，华佗喝多了，就在酒馆住下了。半夜，他被急切的敲门声吵醒。华佗打开门，酒保告诉他那群纨绔子弟拉肚子，正疼得嗷嗷叫，所以就来找他帮忙想想办法。

华佗虽有意医治，可是半夜三更去哪儿找药，出门时他又没带药箱。这时，他猛然想到白天在河边看到的紫绿色植物，便让酒保去采一些回来，然后熬成汤汁给他们喝。

酒保按照华佗说的，摘紫苏回来熬了汤，那群纨绔子弟服下后，效果非常好，肚子不胀不疼，也不拉肚子了。他们喜笑颜开，都夸华佗医术高明。华佗笑而不语，谁也不知道这种草药的功效是他偶然发现的。

此后，华佗把这种植物记载下来，并作为常用药物。他还把这种紫色植物的茎叶制成丸剂和散剂，广泛应用。

有人问起这种植物叫什么名字，华佗想了一下，由于这种药草是紫色的，吃到腹中很舒服，所以就给它取名为"紫舒"。后来，人们又把它叫作"紫苏"，并沿用至今。

知 识 小 链 接

华佗 东汉末年著名的医学家。他医术精湛，尤其擅长外科，被后人称为"外科圣手""外科鼻祖"。他发明了麻沸散，开创了世界麻醉药物的先例。他还是中国古代医疗体育的创始人之一，他创编的一种锻炼方法叫作"五禽戏"，是一套能使全身肌肉和关节都得到舒展的医疗体操。华佗晚年因遭曹操怀疑，下狱被拷问致死。

绿豆：

清热消暑的良药

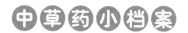

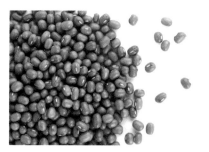

绿豆的入药部位为豆科植物绿豆的干燥种子，味甘，色绿，打碎入药或研粉用。它有清热解毒、消暑、利水的功效。现代药理研究认为，绿豆有提高机体免疫力、解毒等作用。

每年到了夏季高温天气，很多人就想到了绿豆，它被誉为"消暑神器"，是夏天一宝。

绿豆含有丰富的蛋白质、脂肪、胡萝卜素、B 族维生素等。绿豆可以煮着吃，或做成糕点、熬成汤，还可以使其发芽，成为鲜嫩的绿豆芽。

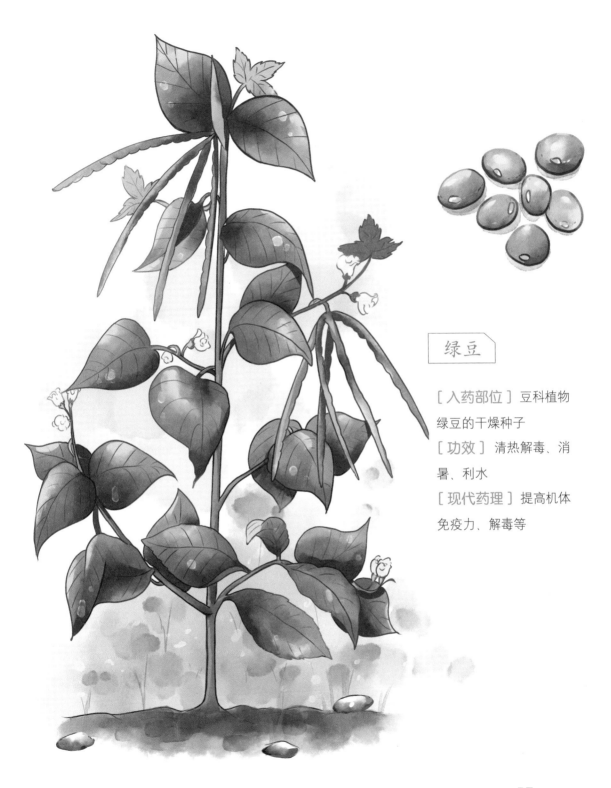

绿豆

[入药部位] 豆科植物
绿豆的干燥种子
[功效] 清热解毒、消
暑、利水
[现代药理] 提高机体
免疫力、解毒等

绿豆虽然受欢迎，但我们食用的时候也需要注意，虚寒、肠滑泄泻者不宜食用。如果用于疗疾愈病，不可去皮，不宜多食、久食。

老百姓喜欢绿豆，其实古代的皇帝也非常喜欢。相传，有这样一个关于绿豆的故事。

一年夏天，乾隆出宫巡视，即将到达一个县城，把地方官急得团团转。乾隆爱吃爱玩，来到这里，肯定想尝尝有地方特色的"鲜货"。这可真是苦了地方官，不知道拿什么来招待乾隆皇帝。

地方官心里嘀咕：肉食肯定不能少。虽然他也能置办一些诸如鲍鱼之类的珍贵菜肴，但是天气炎热，这些东西很容易变质，如果皇帝吃坏了肚子，那他的麻烦可就大了。

一位下属想了想说："不如用绿豆。"

地方官觉得是个好主意，绿豆做成绿豆沙，可以消暑热，但饭菜如何置办？

下属说："何不用绿豆芽？"

地方官听后顿时有了主意。

乾隆来到县城，吃了一碗精心制作的绿豆沙，暑意全消，甚是满意。又看到桌上一盘菜肴黄白相间，乾隆眼前一亮，心中大悦，问："这是何菜？"

地方官说："这是我们当地的名菜，叫作'金钩挂银条'。"

乾隆很是好奇，拿起筷子尝了一口，味道又鲜又润，于是便问是怎么做出来的。

厨师过来说："将绿豆用水浸泡，待发出芽后，掐了豆瓣和根，然后和炒红的虾米一起爆炒。红色虾米弯如金钩，而绿豆芽是白色的，所以我们叫它'金钩挂银条'。"

乾隆听后哈哈大笑，连说："甚妙，甚妙！"

从此，世上多了一道名菜。而绿豆芽名声大噪，不仅成了传统名菜，还因为鲜嫩可口，营养价值高，成了千家万户餐桌上不可或缺的美味佳肴。

枇杷叶：

清肺止咳的树叶

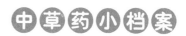
中草药小档案

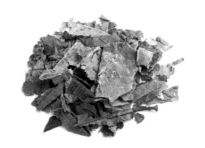

枇杷叶的入药部位为蔷薇科植物枇杷的干燥叶，用时需除去茸毛，多为生用或蜜炙用。枇杷叶有清肺止咳、降逆止呕的功效。现代药理研究认为，枇杷叶有镇咳、祛痰、抗炎、抗病毒、抗菌、降血糖等作用。

在乡村，很多人家的院子里，村边、坡地等处都可以看到枇杷树，树上长着青绿色的叶子，枝头挂满黄澄澄的果子，十分诱人。枇杷是一种美味水果，营养丰富。撕开它的外皮，就会露出黄黄的果肉，咬上一口，甜中带酸。枇杷不但果肉好吃，它的叶

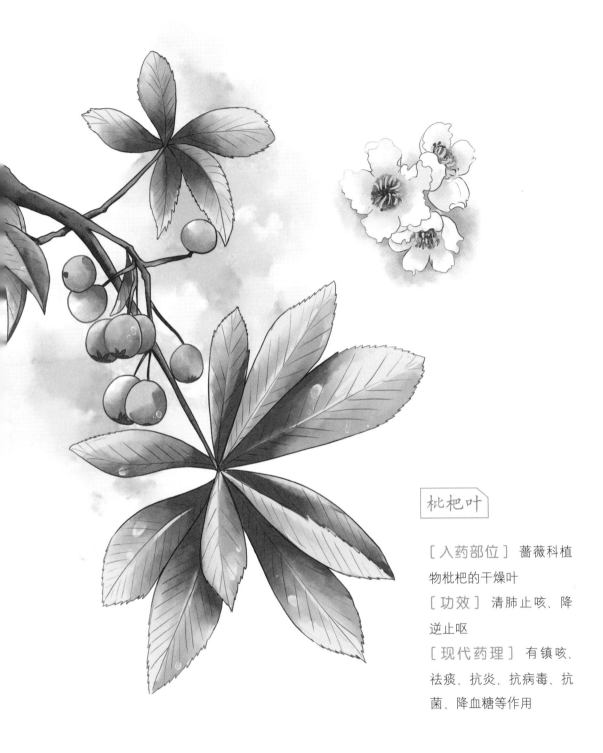

枇杷叶

[入药部位] 蔷薇科植
物枇杷的干燥叶
[功效] 清肺止咳、降
逆止呕
[现代药理] 有镇咳、
祛痰、抗炎、抗病毒、抗
菌、降血糖等作用

61

子还是一味很好的中药材，能治疗肺热咳嗽、胃寒呕吐、烦热口渴等病症。

枇杷叶是常用的中药材，曾有一位中医教授在上课时，讲述了一段使用枇杷叶的亲身经历。这位教授七八岁时，家里生活条件比较差。这年冬天，他出现了咳嗽、发呕、烦渴等症状。

母亲以为他是感冒，过几天就会好，谁知十天半个月过去了，他的病不仅没有好，反而有加重的趋势。母亲开始着急，带他去看村医。

村医是一位老中医，为他看病后就对他母亲说："我这里也没有什么太好的办法，正好你家有枇杷树，可以用枇杷叶煮水喝试试。"

回到家里，母亲看着院子里的枇杷树发了好一会儿呆，然后才用竹篙去打树上的叶子。叶子掉落下来，母亲将它拾起，她看到叶子上有棕色的茸毛，需要用刷子将叶子上的毛刷掉，于是她来到井边一遍又一遍地刷，将枇杷叶刷洗干净后，煮水给孩子喝。

少时的中医教授连着喝了好几天用枇杷叶煮的水，心中疑惑，喝下去病就能好吗？其实疑惑的不只是他，就连他的母亲也半信半疑。可是既然老中医说了，那就遵医嘱，说不定真能把病治好。

说来也奇怪，数日后，他的咳嗽真的好了，这让他第一次体会到中草药的厉害之处。也就是那年冬天，他对中医药产生了浓厚的兴趣。后来他考上了大学，毫不犹豫地选择了中医学作为自己的专业。之后，他读硕士、攻博士，专业一直没有改变过。

现在，他已成为一名中医教授，每当给学生们讲到枇杷叶时，脑海里就浮现出母亲冬天刷枇杷叶上的茸毛，手被冻得通红的情景。

知 识 小 链 接

蜜炙　中药加工炮制的一种方法，将净选或切制后的药物加入一定量炼蜜进行拌炒。蜜炙能达到降低毒性、增强疗效、矫臭、矫味等效果。

茶叶：

清头目、除烦渴的嫩叶

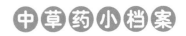

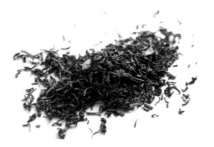

中草药小档案

茶叶的入药部位为山茶科植物茶的干燥芽叶，气清香，味苦涩。

茶叶有清头目、除烦渴、消食化痰、利尿解毒的功效。现代药理研究认为，茶叶中的茶多酚、咖啡碱等物质，对人体神经具有一定保护作用。

中国的茶文化历史悠久，茶叶既可以做饮品，也可以药用，能起到治病、防病的作用。作为一种饮品，人们怎么想到将它药用的呢？相传，关于茶叶，有这样一个神奇的小故事。

远古时期，人们靠采摘野果、狩猎等为生。有人时常因为饥

［入药部位］山茶科植物茶的
干燥芽叶

［功效］清头目、除烦渴、消
食化痰、利尿解毒

［现代药理］对人体神经具有
一定保护作用

茶叶

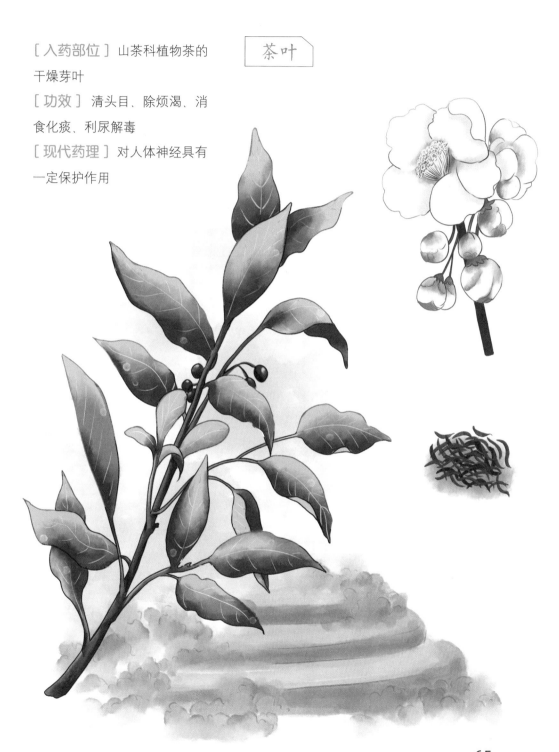

饿而误食有毒的东西，也有人因为生病得不到医治，早早地离开人世。神农痛定思痛，决定凭借自己已掌握的知识，以身试药，用这种方法找出哪些植物可以食用，哪些可以做药，哪些植物有毒。

凭着非凡的勇气和智慧，神农遍尝百草，试出了可食用的植物种子，让人间有了五谷。他甘愿以身犯险，查验百草，寻得了药物，让人们患了病不用再听天由命。

可是英雄背后也有凡人的一面。神农数次中毒，有一次，虽然他通过自救死里逃生，但是也神疲乏力、口干舌燥，无奈，他只好躺在草丛中休息。忽然，一阵风吹过，他闻到一股清香。

神农很好奇，起身找到了散发香气的植物，习惯性地采了一片嫩叶，放入口中慢慢品尝。此叶片味虽苦，但清香回甘，而且嚼之神清气爽。他不由得心中大喜，将它与五谷一同推荐给人们。

人们问这是何物？是五谷粮食，还是能治病的药？神农还没想好，就说"查……"，他本意是想说此物经过查验，可以食用，而且是有药用价值的植物，至于用途还没想好。人们听后，误认为这种植物就叫作"查"。

"查"深得人们的喜欢，经过不断改良，成了民间普及的大众饮料。后人为了更好地表达"茶"意，就用了草字头的"茶"，因为茶来自草木间，浸染了山林之气，是吸收了日月精华的非凡之物。

知识小链接

神农尝百草　传说神农氏通过遍尝百草，为百姓找到五谷，发明了医药。为了纪念他的伟大功德，古代很多药铺里会供奉一张神农氏的画像，画像里的神农手执草药，浓眉大眼、笑容可掬。

薏米：

健脾祛湿的种仁

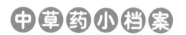

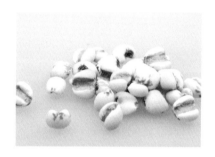

薏米的入药部位为禾本科植物薏苡的干燥成熟种仁，以粒大、饱满、色白者为佳，多为生用或炒用。它有利水渗湿、健脾止泻、除痹、排脓、解毒散结的功效。现代药理研究认为，薏米有降血糖、解热、镇静、镇痛、增强免疫力等作用。

薏米也叫薏苡仁，是人们常吃的食物。薏米可以熬粥膳、做汤剂、泡茶饮等，由于薏米是粗粮中热量较低的食物，因此很多人喜欢将它作为减肥食物。

薏米也是一种良药，在生活中我们常用它祛除体内的"湿邪"，它能起到健脾胃、促代谢的作用，对脾胃运化不好、脾虚泻下等病症有一定疗效。另外，它还有美容养颜、防治脚气等作用。

不知道你是否注意到，薏米看起来有几分像珍珠，有的人叫它"珍珠宝宝"。可是这种"珍珠宝宝"却让一位大将军蒙受了冤屈，这是怎么回事呢？

马援是东汉的开国名将，为统一全国立下过赫赫战功，被封为伏波将军。由于他深得皇帝器重，难免受人嫉妒。

一年，敌人来犯，老当益壮的马援主动请缨参战。然而在今湖南、贵州交界处的武陵五溪作战时，马援的进攻受挫。敌人据高凭险，紧守关隘，汉军难以前进。当时天气暑热，军中出现了暑疫，马援也身染疾病。他不得已下令，靠河岸或山边凿出窟室，以避炎热的暑气。

部将耿舒趁机发密信给其兄好畤（zhì）侯耿弇（yǎn），诬告马援消极避战。耿弇收到信后，立即告诉皇帝，皇帝收到消息后勃然大怒，派驸马梁松到部队任监军，调查此事。

梁松早就看不惯马援，打算借此机会报复。当他赶到军中

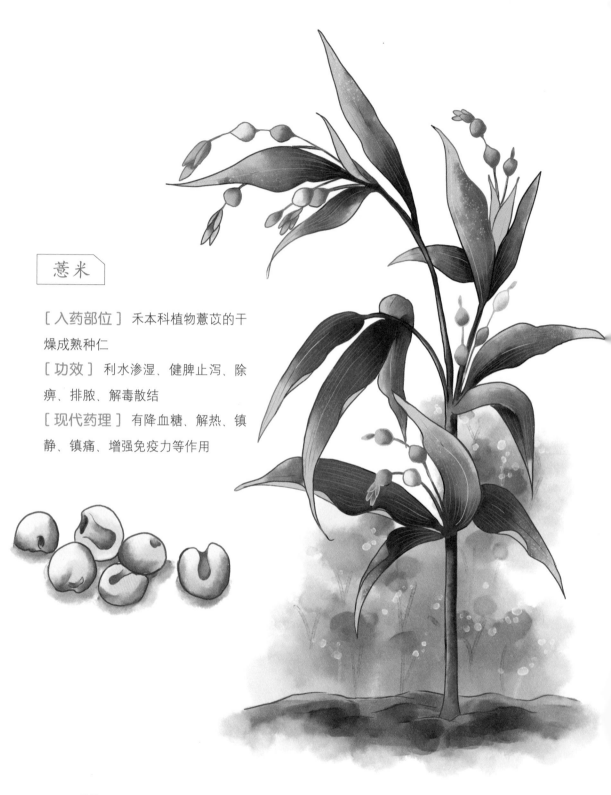

薏米

[入药部位] 禾本科植物薏苡的干
燥成熟种仁

[功效] 利水渗湿、健脾止泻、除
痹、排脓、解毒散结

[现代药理] 有降血糖、解热、镇
静、镇痛、增强免疫力等作用

时，马援已经病死。梁松不仅不据实禀报，而且把"薏米事件"提了出来。

原来，马援当年南征交趾（今越南北部）时，那里湿气比较重，将士们容易患风湿。由于薏米能祛湿，可以治湿痹导致的筋脉拘挛，因此马援和将士们都会吃一些薏米，不仅能填饱肚子，还能防治疾病。

征战结束后，马援深知薏米的好处，于是在班师回朝时，就拉了一车薏米回去做种子。马援不知却因此闯了大祸。

许多人看见一袋袋的薏米，感到十分惊奇。因为大家都没有见过这种又圆又白的东西，觉得这是像珍珠一样的稀有之物。马援从哪儿弄来的？自然是靠搜刮抢夺得来的。

"薏米事件"成了马援强取豪夺、无恶不作的罪证，梁松没有调查就按某些人的说法报给了皇帝。

皇帝听后非常生气，收回了马援的爵位，并宣布了他的罪行。马援的家人本满心欢喜地期待马援凯旋，哪知马援不仅身死，还蒙上了不白之冤。

马援的家人惶惶不安地将马援匆匆埋葬，亲朋好友怕引来祸端，都不敢来吊唁，情景十分凄凉。

后来，一个叫朱勃的人上书为马援鸣不平，认为将薏米说成珍珠一样的稀有之物，简直是无稽之谈。马援严于律己、忠心为国，又怎么会搜刮民财？

之后，马援的部将也纷纷为马援鸣冤。薏米虽然形似珍珠，但根本不是稀有之物，它只是一种可以防治疾病的粮食。若干年后，皇帝明白自己冤枉了马援，下令重新安葬他。

"薏米冤案"得到平反，马援蒙受的冤屈得以昭雪。他老当益壮、马革裹尸的气概得到后人的赞扬。而薏米也受到了百姓的重视，成了非常受欢迎的杂粮和中药材。

麦芽：

消食除胀、健脾开胃的良药

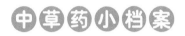

中草药小档案

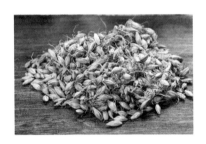

麦芽是禾木科植物大麦的成熟果实经发芽干燥的炮制加工品。色淡黄，味微甘，多生用、炒黄或炒焦用。麦芽有行气消食、健脾开胃、回乳消胀的功效。现代药理研究认为，麦芽具有回乳和催乳的双向作用，还有降血糖、抗真菌等作用。

大麦经水浸泡后长出的芽，再经过加工干燥后就是人们常说的麦芽了。麦芽有什么作用呢？

大家可能都有吃撑的经历，这时候适当吃一点麦芽能消食除胀。麦芽是一味良药，可以泡水喝，也可以研磨冲服。为了更好

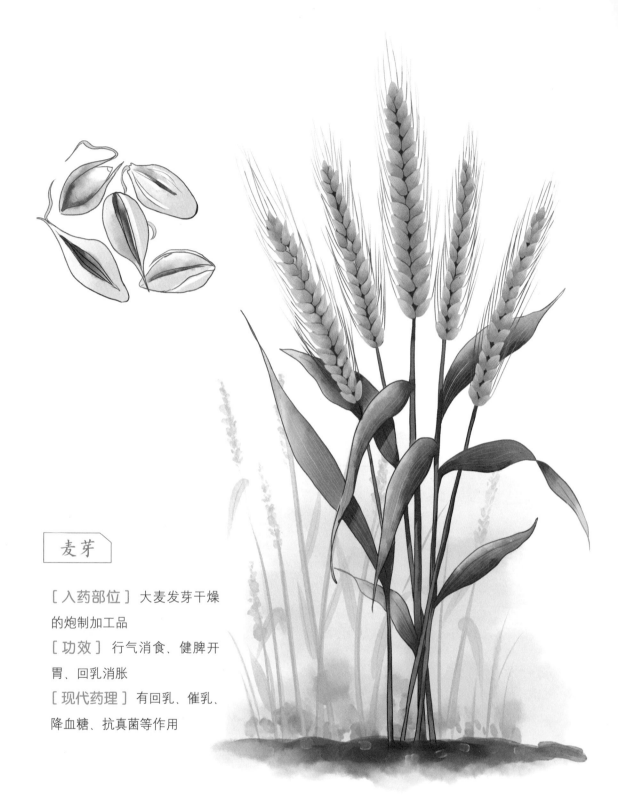

麦芽

［入药部位］大麦发芽干燥
的炮制加工品
［功效］行气消食、健脾开
胃、回乳消胀
［现代药理］有回乳、催乳、
降血糖、抗真菌等作用

地发挥麦芽的药效，可以将它加工成生麦芽、炒麦芽和焦麦芽。炮制方法不同，发挥的药效也有所差别。

生麦芽能健脾和胃、疏肝行气，用于脾虚食少、乳汁郁积；炒麦芽能行气消食回乳，用于食积不消、妇女断乳；焦麦芽能消食化滞，用于食积不消、脘腹胀痛。

关于麦芽，流传着这样一个故事。

大家一定听说过许仙和白娘子治病的传说。许仙在白娘子的帮助下，成了杭州的名医。

一天，许仙的医馆来了很多病人，许仙正准备接诊时，来了一群官家的人。许仙不解，官家的人说，请许仙到皇宫去一趟。

原来，皇帝的养子赵琢病了，出现了腹胀、不思饮食、大便腥臭等症状。御医用了很多药，赵琢的病总是反反复复不见起色。皇帝大为恼火，决定另请高明，正好选中了许仙。

许仙进宫后，诊断赵琢是食积①，并开出了方子。他将麦芽、山楂、神曲等几味药磨成粉后，加鲜猪肝汁搅拌做成丸子。这种药能起到很好的消化作用，赵琢吃了以后，效果十分明显，腹胀

---

① 中医病名，指吃得过多或饮食不当引起的消化不良。

的症状也消除了，脸色逐渐红润。皇帝非常高兴，想让许仙来宫里做御医。

对于一个普通的郎中来说，能做御医简直就是莫大的荣耀。可是许仙偏偏不喜欢，因为他更喜欢和普通百姓打交道，况且做了御医就会受皇家的约束。

晚上，许仙把自己的想法告诉了白娘子。白娘子一笑，说："我有办法。"

过了几日，赵琢又出现了腹胀的症状，皇帝又让许仙去医治。许仙又开出了同样的方子，但是赵琢不肯再吃，因为这丸子实在难以下咽。

我们都知道良药苦口，而赵琢养尊处优惯了，说什么也不肯再吃苦药。

孩子不肯吃药，皇帝十分为难。这时，一位御医说："我有办法。"

皇帝听了连忙问他有什么高招，御医说，可以将炒好的麦芽研磨成粉，用水冲服。皇帝连忙吩咐人去准备。麦芽有一股淡淡的香气，吃起来微甜。赵琢不反感这种药，吃了几日，病就好了。

此后，皇帝便对那位御医另眼相看，而越看许仙越不顺眼，干脆打发他回家了。那位御医怎么突然想到用炒麦芽呢？原来是白娘子悄悄告诉了那位御医，而许仙故意装作束手无策的样子。

许仙回去后，继续和白娘子在杭州一带生活，他们救死扶伤、治病救人，被传为一段佳话。

稻芽：

健脾开胃、天然的"消食药"

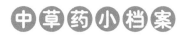

中草药小档案

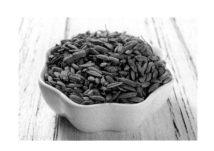

稻芽是禾本科植物稻的成熟果实经发芽干燥的炮制加工品。色黄，味淡，多为生用、炒黄或炒焦用。稻芽有消食和中①、健脾开胃的功效。现代药理研究认为，稻芽有助消化、抗过敏等作用。

稻米是我们生活中的重要粮食之一，没有脱壳的是稻谷，也称谷子。稻谷用水浸泡后发芽再干燥，就可以得到中药稻芽了。

稻芽是生活中常用的一种消食良药，被誉为天然的"消食

---

① 中医术语，是中医理论与方剂治疗方法之一。其中"和"有调和、协调的含义，"中"一般指脾胃。"和中"有调和脾胃的意思。

药"。稻芽的用法很多，可以煮水、泡茶、做汤和煮粥。稻芽可以健脾开胃，非常适合不思饮食及消化不良的小朋友。

由于炮制方法不同，稻芽的作用各有偏重。其中，炒稻芽偏于消食，焦稻芽用于积滞不消。稻芽主治的是米面薯芋类食积不化和脾虚食滞证，功效与麦芽相似，可以相须为用，以提高疗效。

可能有人感到奇怪，稻芽真的能治病吗？答案是肯定的。相传有这样一个故事，而故事中的药方至今还在使用。

东汉末年，有一对夫妻为了躲避战乱隐居到山林。他们开垦了一亩三分地，日出而作，日落而息。虽然他们的日子过得辛苦，却也简单安稳。他们以为这样的生活可以一直持续下去，可是随着孩子的出世，夫妻二人平静的生活被打破了。

夫妻二人已到中年，正为膝下无子感到遗憾，不料有一天妻子告诉丈夫自己怀孕了，这让丈夫惊喜交加。夫妻俩认为这孩子是上天赐给他们的，因此为孩子取名"天赐"。

小天赐长得活泼可爱，转眼就到了 3 岁，夫妻二人对他十分疼爱。这一天，小天赐拒绝吃东西，肚子胀胀的，小便量少，颜色有点深，晚上还吵个不停。夫妻俩觉得小天赐肯定生病了，于是跑到镇子上找郎中。

由于离镇子上非常远，夫妻二人抱着孩子来回折腾，弄得疲惫不堪。可小天赐吃了药后并没有好转，这可把他们愁坏了。

眼看小天赐病情有加重之势，夫妻二人焦急万分。他们听说太守张仲景医术高超，又乐于助人，不管是达官贵人，还是贫苦百姓，张仲景都一视同仁，夫妻二人决定带着小天赐去找太守看病。

张仲景见到小天赐后，态度十分和善，他诊断小天赐的病是消化不良。张仲景正准备开药方，夫妻二人赶紧问道："大人，我们家离镇子上非常远，药难买吗？"

张仲景想了一下，决定开一个药比较容易买到的方子。

夫妻俩接过药方一看，上面只有七味药：稻芽、薏苡仁、山楂、淡竹叶、钩藤、蝉蜕、甘草。其中，稻芽和薏苡仁为君药，也就是主药。稻芽能健脾消食，薏苡仁也能健脾，还能利尿。两味药健脾助消化，其他几味药为辅助。张仲景告诉夫妻二人把这七味药煎煮后，给孩子当茶饮。

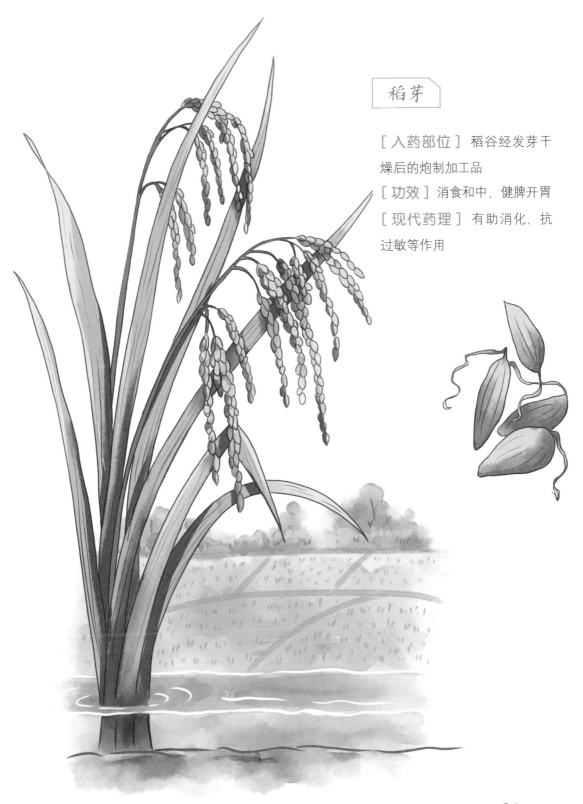

稻芽

［入药部位］稻谷经发芽干
燥后的炮制加工品
［功效］消食和中、健脾开胃
［现代药理］有助消化、抗
过敏等作用

这七味药不仅孩子容易服用，而且很容易买到。夫妻二人放下心来，只是没想到稻芽也能治病。

这张药方也引起了小天赐的好奇心，他问道："老爷爷，你开的是什么药呀？"

张仲景笑呵呵地说："爷爷开的是七味能给你治病的药。"

小天赐不解地问："为什么开七味药？不开三味、四味？"

张仲景听了一愣，这下可把他难住了，该怎么跟小天赐解释呢？张仲景灵机一动，说："这几位药对应的是天上的北斗七星，所以是七味！"

小天赐点点头，似乎有些明白了。

夫妻二人带着小天赐回去以后，按照张仲景的方子抓药给孩子服用，第二天便已见效。又过了两天，小天赐康复了。夫妻二人不由夸赞，这个方子真是太神奇了！这个方子确实好，张仲景将这个药方保存下来，收录在《伤寒杂病论》中。按照张仲景的说法，七味药对应的是北斗七星，因此把这药命名为"小儿七星茶"。此药如今都在使用，《中国药典》中就有这种药的相关记载。

　　张仲景和《伤寒杂病论》 张仲景是东汉末期著名医学家，从小就喜欢阅读和医学有关的书。他的同乡何颙曾经对他说："君用思精而韵不高，后将为良医。"后来，张仲景果真成了良医，被人称为"医中之圣，方中之祖"。《伤寒杂病论》是张仲景所著，在流传过程中散佚，后又经医家将其内容整理成两部分，即《伤寒论》和《金匮要略》。《伤寒论》是一部阐述外感热病治疗规律的专著，全书12卷，现今遗存10卷22篇。

地黄：

长寿的"秘诀"，补血养阴的良药

中草药小档案

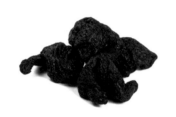

　　地黄的入药部位为玄参科植物地黄的新鲜或干燥块根，切面乌黑，味微甜。鲜地黄能清热生津、凉血、止血；生地黄能清热凉血、养阴生津；熟地黄能补血滋阴、益精填髓。现代药理研究认为，生地黄和熟地黄都有促进造血、增强免疫力、降血糖等作用。

　　说到补血滋阴的中草药，肯定少不了熟地黄；能治疗糖尿病的中药，肯定也少不了生地黄和熟地黄。地黄被应用到各种方剂以及中成药中，比如六味地黄丸、杞菊地黄丸、知柏地黄丸等。

地黄分为三种，鲜地黄是除去芦头[①]、须根和泥沙的鲜品；生地黄是将鲜品烘焙至八成干得来的；熟地黄是生地黄的炮制加工品。日常生活中，我们主要使用的是生地黄和熟地黄。

地黄是一种很好的滋补养生品。关于它，还有这样一个故事。

孙思邈已经90岁了，不管是在古代，还是在现代，这个年纪都算是高寿。

一天，孙思邈在散步时，看见三个老人坐在石凳上聊如何养生，孙思邈来了兴致，这不正是他的强项吗？他走过去并不插话，只是默默地听他们聊。

第一位老人满头白发，脸色红润，此时正一脸得意地说："你们看我都90岁了，眼不花、耳不聋，身体什么问题也没有。"

另外两位老人听他说得神乎其神，就问了他保持长寿的方法。

老人说："不饮酒，经常干活劳动。"

两位老人听了并不赞同，撇撇嘴露出不屑的神情。

---

① 中药材术语，指根类药材近地面处残留的根茎凸起部分。

孙思邈在一旁听了暗暗点头，没有陋习的确是长寿的秘籍之一。

第二位老人头发雪白，但眼睛明亮有神，说话也是铿锵有力。他说："你这不算什么，我都快100岁了，在家里年纪还是最小的。"

另外两位听了，同样问他有何养生心得。

他说："我们家人从小就养成了早睡早起的习惯，坚持锻炼身体，成天乐呵呵的。"

孙思邈听了，又暗自点头。他看了看第二位老人，这位老人不仅有长寿基因，而且生活自律，性格开朗，才得以长寿。

听了前两位老人的描述，第三位老人露出一副不屑的神情，只见他不紧不慢地说："你们俩的年纪都不算大，我也快100岁了，但我的母亲还健在，她才是真正的高寿。"

此话一出，另外两位老人都很吃惊，如此说来，他的母亲早已超过百岁，不由得非常佩服，连忙问道："那你们家有什么养生心得？"

第三位老人说："除了你们俩讲的妙招，我母亲还喜欢喝地

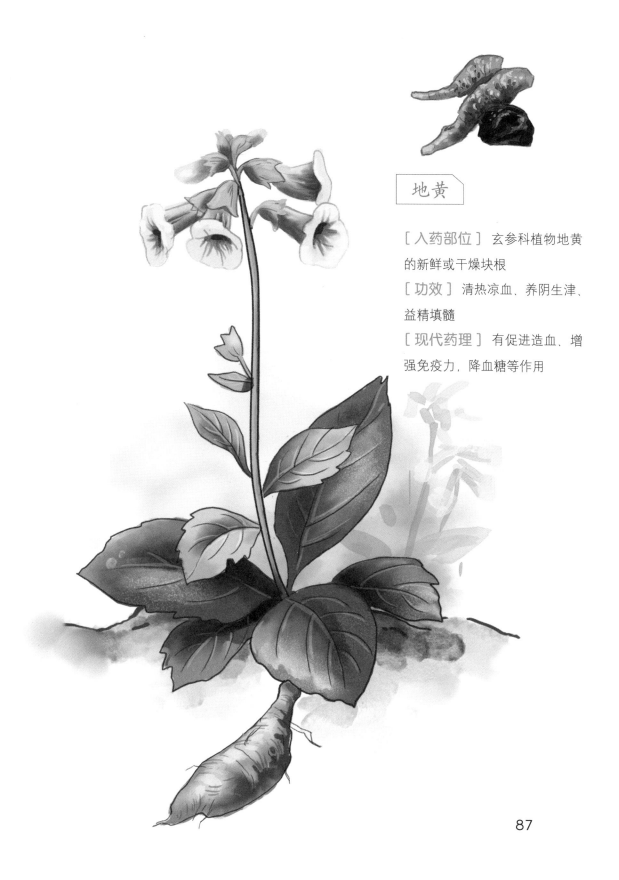

地黄

［入药部位］ 玄参科植物地黄
的新鲜或干燥块根
［功效］ 清热凉血、养阴生津、
益精填髓
［现代药理］ 有促进造血、增
强免疫力，降血糖等作用

黄粥，你们看我，头未白，眼不花，筋骨强健，这就是喝地黄粥的好处。"

孙思邈连连点头，只是这地黄粥应该怎么做呢？正当他感到困惑时，就听第三位老人说："地黄粥就是将我们常用的地黄，加米熬成粥。春天吃地黄粥能除温①生津，夏天吃地黄粥能降温润肠，秋天吃地黄粥能滋阴除燥，冬天吃地黄粥能养血、补充精气神。"

原来如此，孙思邈听后，深感惭愧。原以为自己已经很高寿了，但和这三位老人比，却相差很远，真是天外有天，人外有人。

后来，孙思邈花心思研究地黄，研制出了九蒸九晒熟地黄的炮制工艺。此后，熟地黄成了治疗血虚津亏的要药。

据说，孙思邈常吃熟地黄，头不晕，眼不花，精力充沛，他100多岁时仍然在研究医术，治病救人，直到140多岁才无疾而终。

---

① 除温，指祛除温毒。温毒也叫热毒，以高热、咽喉肿痛为特征。

番泻叶：

肠道的"清道夫"，治疗便秘的良药

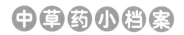

中草药小档案

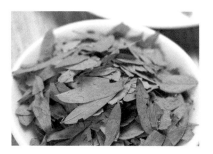

番泻叶的入药部位为豆科植物狭叶番泻的干燥小叶，叶形狭尖、色绿，多为生用。它有泻热行滞、通便、利水的功效。现代药理研究认为，番泻叶有泻下①、抗菌、止血的作用。

有些人由于不注意饮食，出现了便秘，这时可以用点番泻叶，它有泻下通便的作用，而且能清理肠道。为此，番泻叶有肠道"清道夫"之称。

---

① 一般指通利大便，以排除肠内积滞。中医里的泻下药，指能引起腹泻或润滑大肠、促进排便的药物。

番泻叶一般用开水浸泡5分钟后服用，若需入煎剂，应后放，因为煎煮时间过长会使泻下作用减弱。授乳期、月经期的女性，以及孕妇不宜应用。如果剂量过大，可能会出现恶心、呕吐、腹痛等症状。

有的人可能会问，为什么要在泻叶前面加个"番"字？之所以要加"番"字，是因为番泻叶是国外引进的品种。在当时，认识它的人不多，结果还引发了一起耕牛中毒案。

在一个小村子里，田大爷家和李大爷家本来关系很好，两家离得很近。可是后来，两家人因为一些琐事争吵起来，结果导致田大爷和李大爷互看对方不顺眼。

这天，田大爷发现家里的耕牛出现了呕吐、腹泻等症状。田大爷觉得好生奇怪，自家的耕牛平日里好好的，怎么突然就生病了呢？

田大爷的儿子也觉得离奇，莫非是中毒了？听儿子这么说，他觉得有这个可能，是谁给牛下的毒呢？田大爷怀疑是李大爷，因为听村里人说，他家的耕牛曾经在李大爷的屋后吃过草。

面对田大爷的指责，李大爷有点蒙，自己何时给他家的牛下

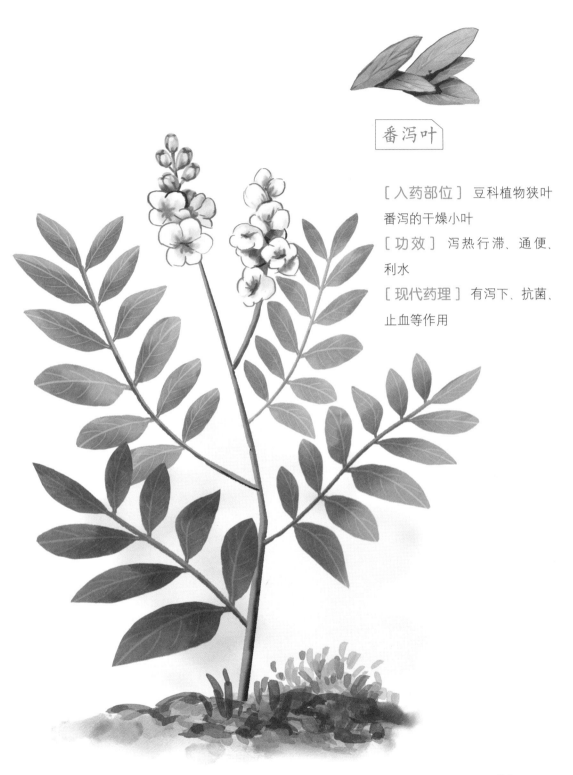

番泻叶

［入药部位］ 豆科植物狭叶
番泻的干燥小叶

［功效］ 泻热行滞、通便、
利水

［现代药理］ 有泻下、抗菌、
止血等作用

91

过毒？况且，就算是他下的毒也该拿出证据啊！

田大爷气得发抖，村里只有李大爷经常跟自己过不去，而且牛在他家屋后吃过草，这两点证据难道还不够吗？两个人越吵越凶，最后打了起来。田大爷体弱，被李大爷打翻在地，一下子爬不起来。

这样一来，两家人的矛盾更深了，田大爷不肯就此罢休，让儿子背着自己到县衙去告状。县令升堂审问，田大爷痛斥李大爷的"恶行"，李大爷则说田大爷是无理取闹。两人在公堂上争吵不休，互不相让。

县令了解了大概情况，正在疑惑田大爷家的牛到底是谁下的"毒"。这时，李大爷的儿子李郎中跑了进来，陈述了实情。

原来，李郎中为了用药需求，在自家屋后栽种了番泻叶，属于自种、自采、自用的药材。前一段时间他在外行医，今天才回来，发现屋后的药材被啃食了一大半。

番泻叶虽是好药，但也不能过多食用。田大爷家的牛转悠到此处，没见过这种植物，就来尝尝"鲜"。可能它觉得口感还不错，就多吃了点，结果导致呕吐和腹泻，并非中毒。

真相大白，田大爷的确冤枉了李大爷，被罚当面道歉；还因为没有管理好自家的牛，吃了李大爷家自种的药材，被罚赔偿损失。

李大爷也同样被罚，因为没有管理好自家种植的药材，导致田大爷家的牛吃了生病，被罚医治好田大爷家的牛。至于田大爷受伤的医药费，由两家人共同承担。

判决后，两家人因误会了对方都觉得过意不去。由于两家人都被罚互赔损失，因此来往又频繁起来，而田大爷和李大爷也因此重归于好。

槟榔：

杀虫、截疟的待客佳果

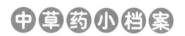
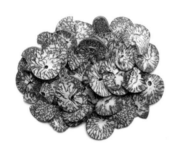

槟榔的入药部位为棕榈科植物槟榔的干燥成熟种子，切面有大理石花纹，多为生用、炒黄或炒焦用。

槟榔有杀虫、消积、行气、利水、截疟的功效。现代药理研究认为，槟榔对蛲虫、蛔虫、钩虫、肝吸虫、血吸虫均有麻痹或驱杀作用，还有降血压、促进唾液分泌、增加肠蠕动等作用。

　　大家可能对槟榔并不陌生，很多人都有嚼槟榔的习惯。我们的先辈很早就开始使用槟榔，最早可以追溯到汉朝。槟榔在我国主要分布在云南、海南及台湾等热带地区，有"千年南药"

之称。

苏东坡在《食槟榔》中记录了吃槟榔的奇妙感受。但我们需要注意的是，经常咀嚼槟榔会引发口腔癌、咽癌、食管癌等，世界卫生组织的国际癌症研究中心将槟榔认定为"一级致癌物"，因此，吃槟榔需谨慎。

槟榔也是一种非常好的中药。有人可能会感到奇怪，吃槟榔要谨慎，又推荐使用，这不是自相矛盾吗？

其实食用槟榔和药用槟榔在原料部位、加工炮制、食用方式、安全保障等方面都不一样。在中医理论的指导下，通过辨证论治，合理使用药用槟榔是没有问题的。

相传，有这样一个和槟榔有关的故事。

刘穆之是东晋名臣，而且是名门之后，然而他年轻时并不如意。由于家贫，他常跑到妻子的哥哥家里蹭饭吃。

有一天，妻子的哥哥置办了很多饭菜和水果，请宾客来家里吃饭。刘穆之像往常一样，又跑到妻子的哥哥家里蹭饭。妻子的哥哥看到刘穆之不请自来，心里十分不高兴。

刘穆之跟宾客一道在妻子的哥哥家又吃又喝，临走时还拿了

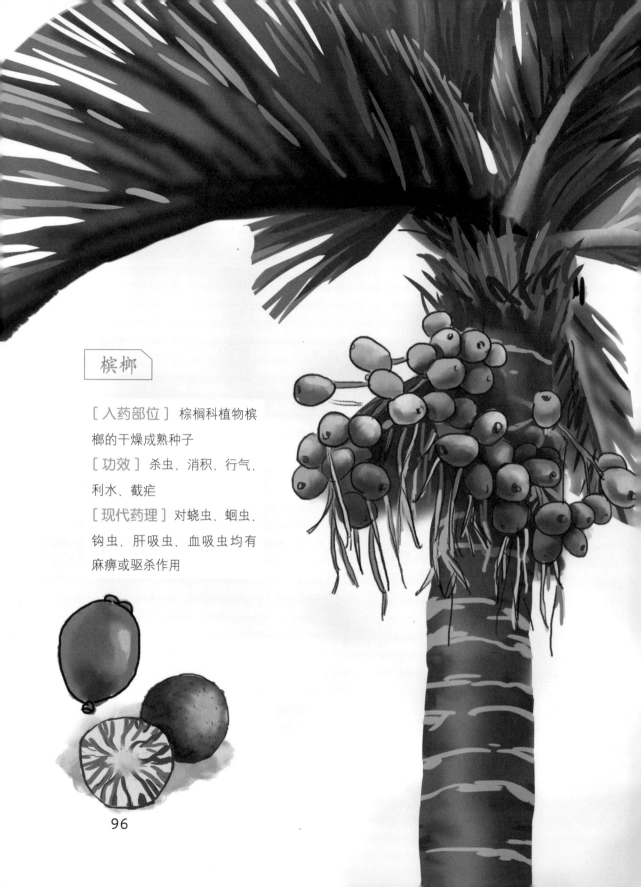

槟榔

[入药部位] 棕榈科植物槟
榔的干燥成熟种子
[功效] 杀虫、消积、行气、
利水、截疟
[现代药理] 对蛲虫、蛔虫、
钩虫、肝吸虫、血吸虫均有
麻痹或驱杀作用

96

一些槟榔。妻子的哥哥看在眼里，问他："你拿槟榔干什么？"

刘穆之说："我觉得槟榔口味不错，所以拿一些回去吃。"

妻子的哥哥说："槟榔是消食用的，你平日连饭都吃不饱，哪还用吃什么槟榔？"

当时，嚼槟榔风靡一时，妻子的哥哥特意在饭后端上槟榔给宾客享用，不仅可以当零食，而且可以起到消食的作用。刘穆之听妻子的哥哥这样说，也不气恼，只是笑了笑。

刘穆之的妻子听说后，气愤难平。刘穆之也感觉受到了轻视，再也不去妻子的哥哥那里蹭饭了。

后来，刘裕起兵，刘穆之担任主簿。刘裕成了南朝刘宋开国君主，刘穆之深受重用，官至尚书左仆射。

多年后，刘穆之荣归故里，邀请亲戚来家中聚聚，其中包括妻子的哥哥。刘穆之准备了很多饭菜和瓜果，亲戚们一道按时赴约。多年未见，大家边吃边聊，十分愉快。

吃完饭后，刘穆之让人送来了槟榔。看到槟榔，妻子的哥哥想到当年的情形，暗想刘穆之现在也要羞辱自己一番吗？

刘穆之看在眼里，说："哥哥请随意，槟榔不仅可以消食，而且有一个重要的功能。"

妻子的哥哥以为他要说槟榔做药用的其他功能，因为槟榔除了消食，更是一种杀虫的良药。

刘穆之笑着解释说："槟榔的'槟'，音同宾客的'宾'，是待客之果呀！"

妻子的哥哥明白了他的意思，虽然没有羞辱自己，但是心里仍是五味杂陈，不久便告辞而去。

知识小链接

截疟 在针灸学里，截疟穴是人体的胸腹部的经外奇穴，具有截疟杀虫、理气止痛的作用。在中药学里，截疟是指具有治疗疟疾、杀灭疟原虫的作用。

白茅根：

清热利尿的良药

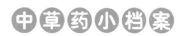

中草药小档案

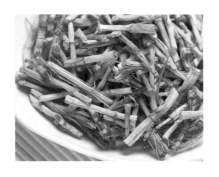

白茅根的入药部位为禾本科植物白茅的干燥根茎，色白、味甜，多生用或炒炭用。它有凉血止血、清热利尿的功效。现代药理研究认为，白茅根有利尿、止血、抗炎等作用。

有农村生活经历的人，可能都知道白茅，这种草在乡间野外很常见。白茅长着一根毛茸茸的白穗，叶子像长矛，而它的根就是白茅根。

如果把白茅的根挖出来洗干净，就可以看到一节节白色的草根，有点像小甘蔗，嚼上一口，会感觉甜甜的。白茅根是一味良药，我们常用它与食材一起做成药膳美食。它可以煎汤，可以捣汁，或者研磨成粉末使用。

说起白茅根，就不得不说近代医学家张锡纯，他在沈阳创办了我国第一间中医医院——立达中医院。他非常重视中西医结合，注重配伍和用药，保证药效。

一年冬天，有个小伙子犹豫再三，才走进张锡纯的诊所。张锡纯见过这个小伙子，是邻村人。此刻，只见他腹胀如鼓，张锡纯问他是怎么回事，小伙子说他腹胀有一段时间了，胸中有热，尿不出来，特别难受。

张锡纯又看了他提供的医生之前开的方子，是五苓散、八正散等利尿通淋药。他问小伙子效果怎么样，小伙子说是有一些效果，但没多久肚子又胀了起来。

小伙子有些紧张地问这一次是不是也要开一大包药，他已经负担不起高额的医药费了。

张锡纯笑着说："这一次不需要医药费，只要去挖一些新鲜的白茅根煮水喝就行。"小伙子非常高兴，想不到白茅根就能医

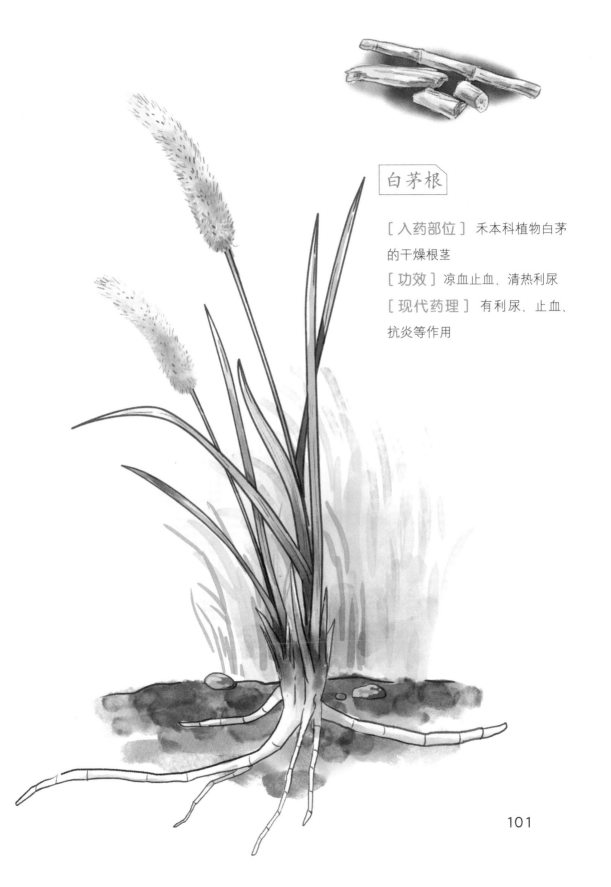

白茅根

［入药部位］禾本科植物白茅
的干燥根茎
［功效］凉血止血、清热利尿
［现代药理］有利尿、止血、
抗炎等作用

101

治他的病。张锡纯说白茅根是一味很好的利尿药，而且能清除他体内郁结的热。

小伙子听了更加高兴，但还是不放心地问了一句："这样就可以了吗？"

张锡纯告诉他，单纯服用白茅根当然不行。

小伙子刚刚放松下来，听到张锡纯这么说，立刻又紧张起来，他结结巴巴地说自己兜里没多少钱。

张锡纯听后哈哈大笑，再次重申不需要钱，而是要求他减少喝水，尽量少吃盐，病好以后不要暴饮暴食，多运动，不吃辛辣刺激性的食物。

小伙子连连点头，谢过张锡纯，高高兴兴地走了。

过了一段时间，张锡纯在邻村又碰到了那个小伙子，他已经恢复了健康。小伙子神采飞扬地说："白茅根真的太神了！"张锡纯笑着嘱咐他一定要多吃新鲜蔬菜和清淡食物。小伙子答应了，再次谢过张锡纯。

张锡纯为什么让这个小伙子减少喝水、尽量少吃盐呢？因为小伙子患的病是腹水，限制水、钠的摄入，是西医的治疗特点，目的是尽可能地把体内多余的水经肾脏排出体外。

中西医虽各有所长，解释的体系也不一样，但终极目标是一致的，就是呵护生命。张锡纯的中西医汇通思想，对后世影响很大。细心的人们可以发现，如今在医院看病治疗，很多都是中西医相结合。如今，中西医结合是我国治疗疾病的亮点，也是核心技术之一。

知 识 小 链 接

张锡纯　我国近代医学家，是中西医汇通学派的代表人物之一，被誉为中西医结合的奠基人。曾创办我国第一间中医医院——立达中医院，培养了不少中医人才。代表著作《医学衷中参西录》，是其一生治学临证经验和心得的汇集。

芦根：

不花钱的清热生津药

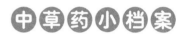

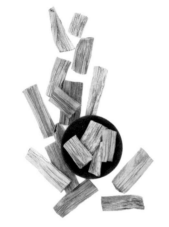

芦根的入药部位为禾本科芦苇属植物芦苇的新鲜或干燥根茎，味甘，色黄白，有光泽，多为鲜用或晒干用。它有清热泻火、生津止渴、除烦、止呕、利尿的功效。

现代药理研究认为，芦根有保肝、解热、镇静、降血糖等作用。

　　大家在河边玩耍时一定见过芦苇，它开着毛茸茸的小白花，十分好看，而它的根部还是一种神奇的中药材——芦根。

　　在生活中，一些人喜欢用鲜芦根做茶饮、汤膳。因为芦根能生津、清热、利尿，对热病烦渴等病症，能起到很好的作用。

芦苇很常见，而芦根也不难得到，几乎是一种不花钱的药材。相传，有这样一个关于芦根故事。

在江南的某个山区，只有一家药铺，老板欺行霸市，垄断经营，他药铺里的药品价格经常贵得出奇，让这里的百姓苦不堪言。

一天，有个孩子病了，高热、头痛、呕吐、咳嗽，偶尔还伴有抽搐。他的母亲急了，抱着孩子来到药铺，老板看到孩子有抽搐的症状，故意说："得用羚羊角，需要十两银子。"

"十两银子！"妇人惊叫，虽然她知道羚羊角很贵，但是十两银子相当于她家一年不吃不喝的收入。

药铺老板看出妇人的犹豫，连忙说道："羚羊角是非常好的药材，这药对你家孩子的病再好不过。"

妇人满脸愁容，家里早已入不敷出，这次勉强凑了一两碎银子过来，已经十分不易。她央求药铺老板给点优惠，因为她实在凑不出那么多银子。

药铺老板听后露出鄙视的神情，他说："一两银子，这不是

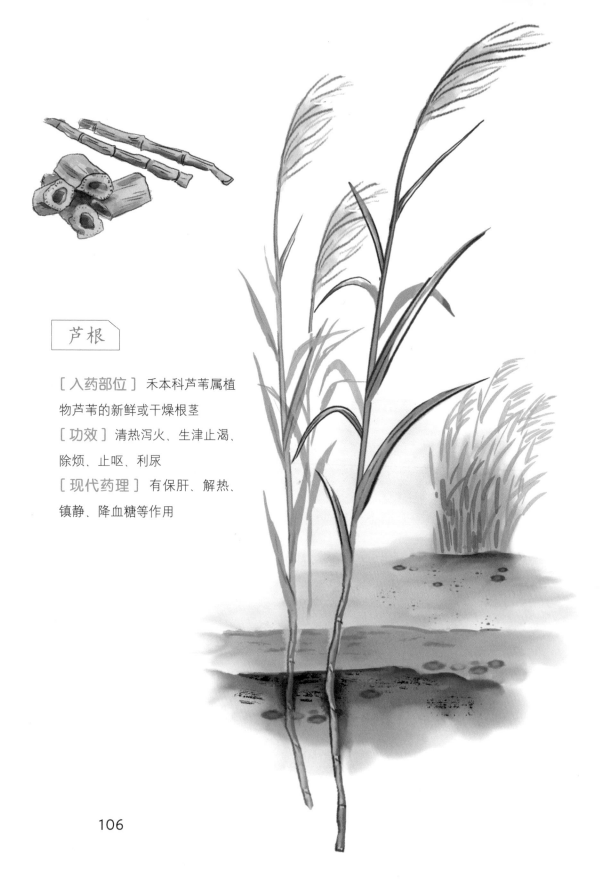

芦根

[入药部位] 禾本科芦苇属植
物芦苇的新鲜或干燥根茎
[功效] 清热泻火、生津止渴、
除烦、止呕、利尿
[现代药理] 有保肝、解热、
镇静、降血糖等作用

106

开玩笑吗？就十两银子，少一分都不行。"说着就叫伙计将母子二人轰了出去。

药铺的一个伙计感到不解，能退热、止咳、治呕逆的药有很多，为什么老板非要推荐羚羊角呢？虽然羚羊角可以治疗头痛眩晕、惊痫抽搐，但是这种药实在太贵，而且也不太对症。另一个伙计告诉他，因为羚羊角利润高，老板只看重自己的收入。

药铺外，妇人的眼泪如决堤的洪水，止不住地往下流。围观的人看到此情此景，纷纷骂药铺老板为富不仁、见死不救，可是他们对母子俩也是爱莫能助。

这时，一个穿着短衣的男子走过来说："其实不一定要用羚羊角，用芦根也可以，湖边有许多芦苇，它的根就能退热。"

"芦根能治病？真的吗？"妇人的眼里涌起一丝希望，但对男子的话将信将疑。

"可以的，我以前就用过。"男子肯定地答道。

妇人想着反正也没钱买药，倒不如试试芦根。于是她将孩子抱回家后，就到湖边挖了一些新鲜的芦根，煮水给孩子喝。第二天，孩子的高热慢慢退了下来，呕吐、咳喘都明显减轻。又过了几天，孩子的病情大幅好转，最后竟然痊愈了。

芦根能治病的故事在山区流传开来，很多穷人如果出现发热、呕吐等症状，再也不用去药铺买贵重药材了。这下药铺老板着急了，人们都去用那些不花钱的药，他家里的贵重药卖给谁呢？

大家看到药铺老板愁眉苦脸的样子，心里甭提有多高兴了。大家都在背地里骂药铺老板是自作孽，不可活。

知识小链接

清热 中医学名词。"清"有清除、除去、排出的含义。中医里的"热"，不能简单地认为是生病引起的高体温，而是和体内有热邪有关。清热是将体内的热邪祛除，恢复体内阴阳寒热的平衡状态，从而恢复人体健康。

天花粉：

不是花粉的粉，清热生津的药

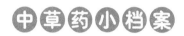

中草药小档案

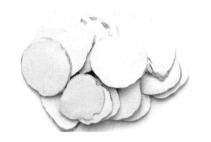

天花粉的入药部位为葫芦科植物栝楼或双边栝楼的干燥根，块大、色白、粉性足，多为生用。它有清热泻火、生津止渴、消肿排脓的功效。现代药理研究认为，天花粉有抑菌、抗病毒、降血糖、提高机体免疫力等作用。

天花粉是常用的中药材，它和瓜蒌皮来自同一种植物。天花粉是植物栝楼的根，瓜蒌皮是栝楼的干燥成熟的果皮。

日常生活中，人们常用天花粉与其他食材做粥膳、汤剂和茶饮。天花粉与其他药材配伍，运用到各种方剂中。

天花粉的名字中虽带有"粉"字，但并无粉之实，那么"粉"是怎么来的呢？这得从医圣张仲景说起，那时天花粉叫栝楼根。

糖尿病不是现在才有，古时候也有。中医的消渴病和现代医学中的糖尿病很相似，古代没有胰岛素，好在有天花粉。患消渴病的百姓找到张仲景，问他有什么药可以医治，张仲景让他们去挖新鲜的栝楼根。

挖好以后，张仲景让他们将栝楼根的表皮刮掉，然后放在水里泡。泡一天换一回水，如此反复换五六次，栝楼根就泡软了，然后用布包起来，用力往外挤，这时一种像淀粉一样的东西就被挤出来了。去掉杂质，将粉末晾干后，加入粥里，或煮熟食用。

栝楼根能生津、清热、除渴、除烦，对治疗消渴病有一定效果。人们吃了这种粉末后效果非常好，认为此物不应该叫栝楼根，而应该叫栝楼根粉。

那么，栝楼根粉又怎么演变成天花粉的呢？有人猜测是不是跟花粉有关，其实天花粉跟花粉没有关联。那么，会不会跟天花有关呢？其实天花粉与天花也没有关联。天花是由天花病毒感染导致的一种传染性疾病，天花粉只是一种中药材。

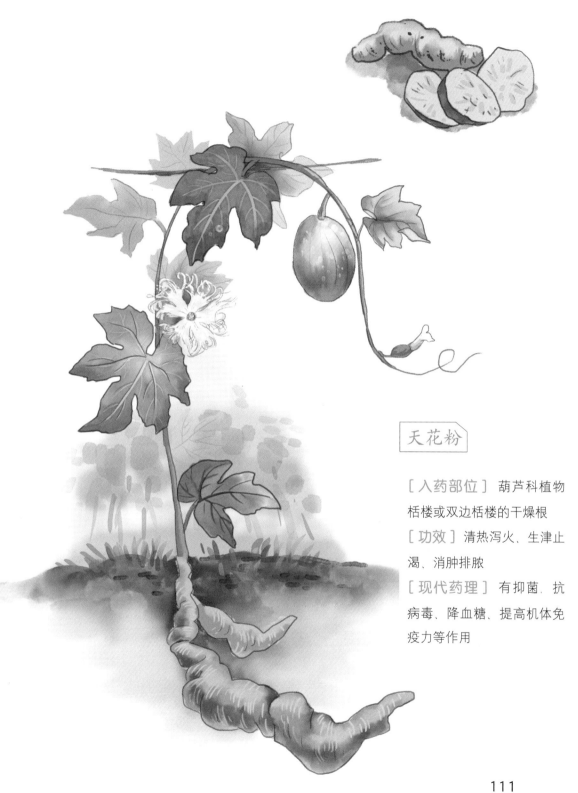

天花粉

［入药部位］ 葫芦科植物
栝楼或双边栝楼的干燥根
［功效］清热泻火、生津止
渴、消肿排脓
［现代药理］ 有抑菌、抗
病毒、降血糖、提高机体免
疫力等作用

111

既然都没有关联，"天花粉"这一名字怎么来的呢？这就要从清代医学家王学权说起。

有一个叫小玉的女孩，家里特别穷，她十一二岁就跟王府签了契约，要在王府当五年丫鬟，换取一笔钱，以解家里的燃眉之急。

小玉在王府里一天天地长大，小王爷对这个穷丫头总是看不顺眼，时不时地欺负她。小玉知道无法与小王爷抗衡，能躲就躲，尽量地回避他。

一天，小王爷身上的一块玉佩不见了，那是他的心爱之物。小王爷认定是小玉偷的，小玉明明没有偷，怎么肯承认，于是为自己辩驳。可是任性的小王爷不容她辩驳，就将她一顿毒打后关进了柴房，准备第二天送进官府。

夜里，幸好一个用人路过，发现小玉已经奄奄一息。王府怕惹麻烦，不给小玉治病，直接将她送回家，并解除了契约。小玉的父亲赶紧找名医王学权救治，还好小玉被抢救过来，但从那以后她总是闷闷不乐，王府那段经历，如梦魇一般纠缠着她。

这天，父亲拿白粥给小玉吃，她看了看，觉得这粥跟别人家的粥不一样，问父亲是不是加了什么。父亲只听说王郎中管这东西叫什么"瓜粉"，就随口编了一个名字，说叫"天瓜粉"。

小玉自从吃了"天瓜粉"，渐渐消除了郁闷的情绪。由于"天瓜粉"口味好，药效也很不错，小玉就推荐给左邻右舍使用，结果一传十，十传百，人们都这么叫了起来。

受地方口语的影响，人们念"瓜"和"花"的音比较接近，念"瓜"的时间长了，就变成了"花"，渐渐以讹传讹，把天瓜粉念成了"天花粉"。

王学权听说这件事后，觉得既然已经约定俗成，他再想改正恐怕也不容易了，于是在他的著作《重庆堂随笔》中记载，"天瓜"是"栝楼"的别名，天花粉原来叫"天瓜粉"。

知 识 小 链 接

王学权 我国清代名医，盐官家族出身，对伤寒的证治、本草药性、脉诊等皆有独到的见解。他对西医生理解剖等内容持较开明的态度，并反对妇女缠足。著有《重庆堂随笔》。

知母：

知母恩，滋阴润燥的良药

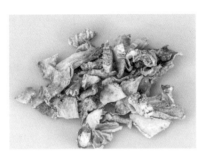

知母的入药部位为百合科植物知母的干燥根茎，味微甜、略苦，嚼之带黏性，切面为黄白色，多为生用或盐水炙用。它有清热泻火、滋阴润燥的功效。现代药理研究认为，知母有解热、降血糖、抗炎、利尿、祛痰、抗菌、抗溃疡、改善学习记忆能力等作用。

知母在生活中很常用，是一种药效比较好的中药材。白虎汤作为中医经典名方，能清热生津，对高热头痛、口干舌燥等有很好的疗效，而知母就是这服方剂中一味重要的药材。

除了白虎汤，知母也被广泛应用到中成药中，制成汤剂、散剂、丸剂和胶囊。知母同样可以用于食疗，跟其他食材熬汤或煮粥，能起到很好的保健作用。

关于知母，有一个广为流传的故事。

很久以前，一对小夫妻在街市看到前面围着一群人。小夫妻很好奇，也围了过去。

原来，一位老婆婆倒在地上爬不起来。她不断地呻吟，十分可怜。可是周围没一个人过去扶她，因为都怕惹麻烦。

妻子推了推丈夫，说："要不你去扶一下她吧？"

丈夫答应了，不顾周围人投来惊异的目光，扶起老婆婆，背起她问："婆婆，你家住哪儿？我送你回去。"

老婆婆一脸悲伤，一边落泪，一边说道："我哪儿有家？儿子死了，媳妇也改嫁了。"

丈夫愣住了，不知如何是好。这时有人幸灾乐祸地说道："不是想做好人吗，现在不好办了吧？"

妻子走过来说："婆婆，要不您暂时住我们家吧？"

老婆婆充满感激地点了点头。

丈夫背起老婆婆，闻到她身上有一股酸臭味，估计是很久没有洗澡的原因。回到家后，丈夫打好洗澡水，妻子拿出衣物，让老婆婆换洗。

老婆婆住进来后，主动帮忙收拾家务，照顾小孩。让小夫妻没想到的是，老婆婆不仅干家务很麻利，而且很会照顾小孩。之前小孩子总爱生病，在老婆婆的调理下，很少再生病。

尽管小夫妻对老婆婆很好，但是他们家经济确实不宽裕，老婆婆的到来给这个家庭增加了不少负担。邻居知道后，断定这对夫妻疯了，居然收留一个陌生老人。

老婆婆知道后，决定向这对小夫妻告别。她说："我一直住在你们家，心里过意不去，还是让我走吧。"

善良的小夫妻拉住老婆婆："您都这把年纪了，能去哪儿？您没有儿女，我们又没有父母，不如咱们凑合着过日子吧！"

老婆婆看到这对夫妻是诚心诚意让自己留下，就又住下了。在小夫妻家里，她感受到了一种亲人般的温暖。

过了一段时日，妻子突然身体不适，出现了肺热咳嗽、便秘、盗汗等症状。这下可把丈夫急坏了，他们家哪儿还有钱去找

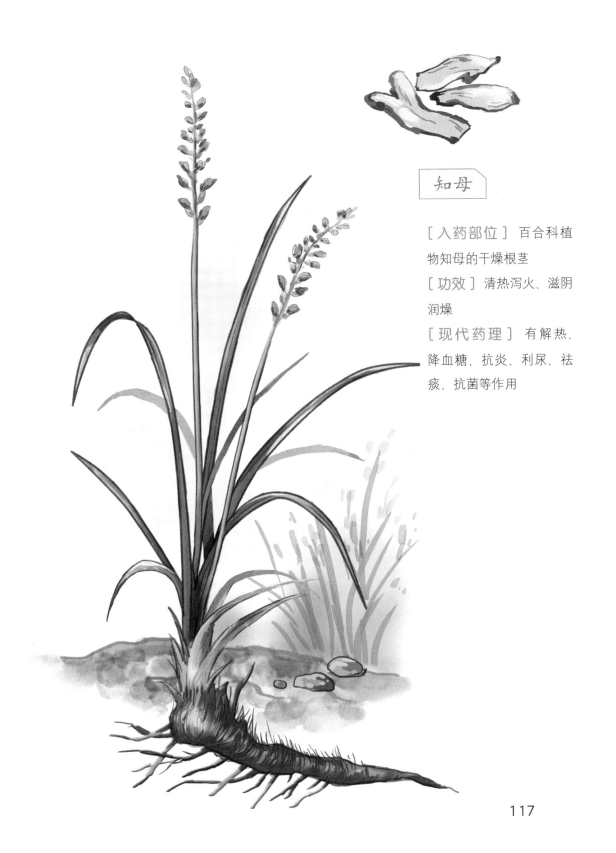

知母

[入药部位] 百合科植
物知母的干燥根茎
[功效] 清热泻火、滋阴
润燥
[现代药理] 有解热、
降血糖、抗炎、利尿、祛
痰、抗菌等作用

117

郎中呢？老婆婆说："孩子，你随我到山上去采药，我知道有一种草药能治媳妇的病。"

到了山上，老婆婆指着一种绿色植物，对男子说："它的根是一种能治病的药，你将它挖出来。"男子挖出一种黄褐色的根茎，老婆婆点头说："就是它。"

男子按照老婆婆的方法，又配了几味药材，煎水给妻子服用。几天过去，妻子的病明显改善。男子不解地看着老婆婆，她怎么会懂用药呢？原来老婆婆出身医药世家，精通中医药，只是年纪大了，加上亲人离世，无心再碰医药。

老婆婆后来见这对小夫妻对医药很感兴趣，便将一身本领传给他们。从此，小夫妻跟着老婆婆采药、制药，然后卖到药铺。后来他们干脆自己开药铺，不久小夫妻便发家致富了。

几年后，老婆婆离世。小夫妻受老婆婆指点用的那味药，用的人越来越多。有人问这味药叫什么，小夫妻也不知道药名。俗话说：知母恩，感母心。小夫妻想了一下，对人说这味药叫知母。从此，知母便作为一种药材被广泛使用。

知识小链接

生津　中医术语，其中"津"可以理解为津液，是人体一切正常水液的总称，包括唾液、胃液、肠液等。津液不足一般会出现口干、眼干、舌燥等症状。生津是用滋养津液的药物治疗因高热等原因引起的耗伤津液的方法。